rowohlt
POLARIS

SVEN VOELPEL

DIE JUNGBRUNNEN-FORMEL

WIE WIR BIS INS HOHE ALTER
GESUND BLEIBEN

ROWOHLT POLARIS

mit Ana González y Fandiño

Originalausgabe
Veröffentlicht im Rowohlt Taschenbuch Verlag, Hamburg,
Oktober 2020
Copyright © 2020 by Rowohlt Verlag GmbH, Hamburg
Covergestaltung HAUPTMANN & KOMPANIE Werbeagentur,
Zürich
Satz aus der Thesis Antiqua bei Dörlemann Satz, Lemförde
Druck und Bindung CPI books GmbH, Leck, Germany
ISBN 978-3-499-00193-2

IMPRESSUM |

Die Rowohlt Verlage haben sich zu einer nachhaltigen Buchproduktion verpflichtet. Gemeinsam mit unseren Partnern
und Lieferanten setzen wir uns für eine klimaneutrale
Buchproduktion ein, die den Erwerb von Klimazertifikaten
zur Kompensation des CO_2-Ausstoßes einschließt.
www.klimaneutralerverlag.de

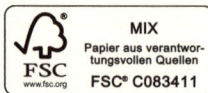

MIX
Papier aus verantwor-
tungsvollen Quellen
FSC® C083411
FSC
www.fsc.org

INHALT

VORWORT

Die Suche nach der Quelle ewiger Jugend begleitet uns Menschen vermutlich, seit wir auf der Erde sind. Schon in der Bibel findet sich die Figur des Methusalem, der noch mit stolzen 187 Jahren einen Sohn zeugte. Und da war er im Prinzip noch ein Jungspund, wenn man bedenkt, dass er weitere 782 Jahre lebte, bevor er schließlich mit 969 Jahren starb. Auch wenn diese Altersangaben kaum realistisch sein dürften, so sind sie doch ein anschauliches Beispiel für die Sehnsucht der Menschen, ein langes und erfülltes Leben zu führen und sich dabei einer guten Gesundheit zu erfreuen.

Ob dem neugeborenen Baby, dem Geburtstagskind egal welchen Alters, Familie, Freunden und Bekannten zum neuen Jahr – langanhaltende Gesundheit zählt wohl zu unseren häufigsten Wünschen. «Hauptsache gesund!» – Wie oft haben Sie das schon gehört, gesagt, gedacht?

Gerade im Alter beschäftigen uns die Fragen von Krankheit und Gesundheit: Jedes Jahr sterben weltweit über 16 Millionen Menschen vor dem 70. Lebensjahr an vermeidbaren Zivilisationskrankheiten wie Herzinfarkt, Diabetes, Atemwegserkrankungen, Krebs sowie psychischen Störungen (WHO 2015). Dieser Entwicklung sind wir aber keineswegs hilflos ausgeliefert. Denn diese Erkrankungen zeichnen sich durch gemeinsame Bedingungen, Ursachen und Risikofaktoren aus, gegen die wir etwas unternehmen können.

Aus wissenschaftlichen Studien und Best-Practice-Beispielen lässt sich ableiten, was wir für unsere körperliche und geistige Gesundheit bis ins hohe Alter tun können. Und das ist eine ganze Menge! Um den Überblick nicht zu verlieren, stelle ich in diesem Buch nacheinander die Faktoren vor, die unsere Gesundheit und damit auch den Alterungsprozess beeinflussen. Sie stellen die Grundlage der Jungbrunnenformel dar:

1. innere Einstellung
2. Ernährung
3. Bewegung
4. Schlaf
5. Atmung
6. Entspannung
7. soziale Kontakte

Diese sieben Faktoren bestimmen maßgeblich mit, wie gesund wir im Alter sind und wie wir uns fühlen. Mein Ziel ist es, die komplexen und wechselseitigen Zusammenhänge zwischen der Gesundheit und dem Alterungsprozess unseres Körpers herunterzubrechen und daraus verschiedene Tipps für ein langes und gesundes Leben abzuleiten.

Dieses Buch soll Ihnen erste Orientierungspunkte auf dem Weg in eine gesunde zweite Lebenshälfte liefern und dabei helfen, nach Ihren ganz persönlichen Möglichkeiten und Bedürfnissen selbst aktiv zu werden.

Ich wünsche Ihnen viel Vergnügen beim Anwenden der Jungbrunnenformel und auf Ihrem Weg zu einem strahlenden Wohlbefinden bis ins hohe Alter!

TEIL 1 GRUNDLAGEN – ALTER UND GESUNDHEIT

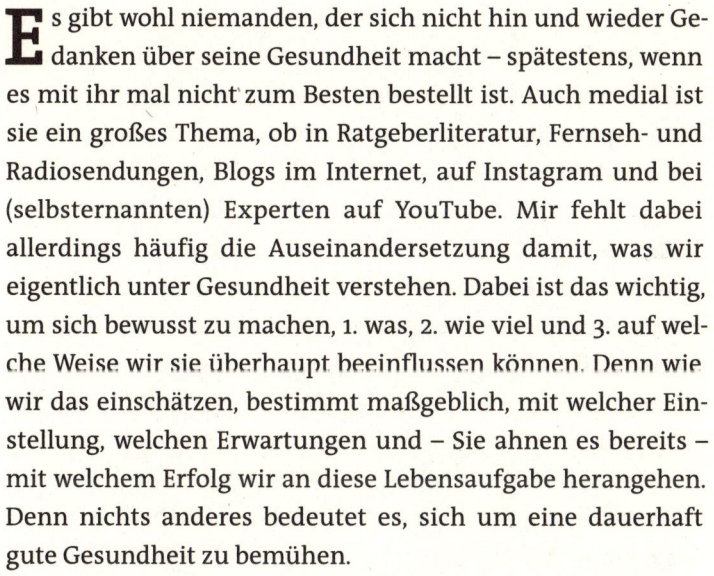

E s gibt wohl niemanden, der sich nicht hin und wieder Gedanken über seine Gesundheit macht – spätestens, wenn es mit ihr mal nicht zum Besten bestellt ist. Auch medial ist sie ein großes Thema, ob in Ratgeberliteratur, Fernseh- und Radiosendungen, Blogs im Internet, auf Instagram und bei (selbsternannten) Experten auf YouTube. Mir fehlt dabei allerdings häufig die Auseinandersetzung damit, was wir eigentlich unter Gesundheit verstehen. Dabei ist das wichtig, um sich bewusst zu machen, 1. was, 2. wie viel und 3. auf welche Weise wir sie überhaupt beeinflussen können. Denn wie wir das einschätzen, bestimmt maßgeblich, mit welcher Einstellung, welchen Erwartungen und – Sie ahnen es bereits – mit welchem Erfolg wir an diese Lebensaufgabe herangehen. Denn nichts anderes bedeutet es, sich um eine dauerhaft gute Gesundheit zu bemühen.

Lassen Sie uns also gemeinsam einen Schritt zurücktreten und uns die Frage stellen, die alles wie eine Klammer zusammenhält: Was ist das eigentlich – Gesundheit?

Es ist Ihnen bestimmt schon einmal aufgefallen: Sobald wir über das Gesundsein nachgrübeln oder sprechen, ist das Kranksein nicht weit. Logisch, schließlich handelt es sich um ein Gegensatzpaar, das gewissermaßen Hand in Hand geht. Denkt man sich «gesund» und «krank» als einander gegenüberliegende Pole, zwischen denen wir uns kontinuierlich hin- und herbewegen, bringt das allerdings eine Dynamik ins Gedankenbild, die sich wunderbar nutzen lässt.

Für diese Perspektive auf Gesundheit prägte der Medizinsoziologe Aaron Antonovsky in den 1980er Jahren den Begriff «Salutogenese» (vgl. Antonovsky 1989). Er richtete das Augenmerk auf die Gesundheit (lat. *salus*) und deren Entstehung (griech. *genesis*). Die Salutogenese stellt einen zentralen Dreh- und Angelpunkt der Jungbrunnenformel dar, wie ich im Verlauf des Buches noch weiter ausführen werde. Um es an dieser Stelle nur kurz zu umreißen: Gesundheit und Krankheit werden in dieser Perspektive als Teile eines Prozesses gesehen, der laufend auf unterschiedlichste Einflüsse reagiert und sich dabei verändert (vgl. Antonovsky 1979). Dadurch rücken die Gesundheit und ihre Rahmenbedingungen in den Mittelpunkt. Ziemlich genau das Gegenteil von der üblichen Herangehensweise, bei der – vereinfacht gesagt – im Fokus steht, wie und warum eine Krankheit entsteht und wie sie sich entwickelt.

KRANK IST NICHT GLEICH KRANK – ÜBER OBJEKTIVE UND SUBJEKTIVE GESUNDHEIT

Abgesehen von diagnostizierten Krankheitsbildern umfasst Gesundheit aber auch eine Facette, die von diesen zwar nicht losgelöst ist, aber in gewissem Maße unabhängig von ihnen wahrgenommen werden kann: das eigene Wohlbefinden. Wie schätzen wir selbst unsere Gesundheit ein?

Wie wir diese Frage beantworten, hat einen erheblichen Einfluss darauf, wie gesund wir uns *fühlen*.

Inzwischen ist es glücklicherweise immer selbstverständlicher, beides gleichermaßen zu berücksichtigen, die objektiven Faktoren unseres Gesundheitszustands, der sich mit naturwissenschaftlichen bzw. medizinischen Methoden erfassen lässt, sowie unsere subjektive Wahrnehmung der Situation: Ich kann mich trotz einer ärztlich attestierten Krankheit pudelwohl fühlen. Und umgekehrt kann ich durchaus krank sein, ohne es – zumindest anfänglich – überhaupt zu merken. Hinzu kommt: Was der eine als große gesundheitliche Einschränkung empfindet, kann für die andere zwar lästig, aber nicht weiter tragisch sein. Interessanterweise spielen dabei nicht nur unsere eigene individuelle körperliche und geistige Verfassung eine Rolle, sondern auch soziale und kulturelle Faktoren, und zwar auf ganz unterschiedlichen Ebenen: Was wir als Schmerz empfinden und wie wir das ausdrücken, unterscheidet sich nicht nur von Mensch zu Mensch, sondern auch je nach kulturellem Hintergrund (Kohnen 2003, 2007). Wie der Medizinhistoriker Norbert Kohnen in langjähriger Forschung aufgearbeitet hat, liegt das aber nicht etwa daran, ab wann die Nervenzellen einen Reiz überhaupt wahrnehmen und ans Gehirn weiterleiten, denn das ist nachgewiesenermaßen bei allen Menschen gleich. Was sich aber je nach Kultur sehr wohl ändert, ist die Intensitätsgrenze, ab der wir einen solchen Reiz als schmerzhaft empfinden, wie wir das äußern und wie wir damit umgehen (Kohnen 2007:10 ff.). So lässt man beispielsweise in den familienorientierten Gesellschaften des Mittelmeerraums den Schmerz zu und äußert ihn lautstark, um nicht zuletzt familiäre Unterstützung, sprich, soziale Zuwendung zu erhalten. Völlig anders als in den individualorientierten Gesellschaften Nordeuropas und Nordamerikas, wo Schmerzen möglichst genau lokalisiert und eher nüchtern geschildert werden, um eine sofortige Behandlung durch das medizinische Fachpersonal zu ermöglichen (Kohnen 2007:73). So fällt bei den einen die erste Einschätzung eher allgemein aus: «Ich fühle mich heute überhaupt nicht gut», während sie bei den anderen recht spezifisch sein kann: «Ich spüre seit dem Aufstehen einen stechenden Schmerz im unteren Rücken, der zwischendurch bis ins linke Bein zieht.»

Wenn wir unseren Gesundheitszustand auf den uns gewohnten eher technischen Prüfstand stellen, können wir also von zwei Perspektiven darauf schauen:

Erstens: Wie sieht es mit medizinischen Befunden aus? Mit welchen Diagnosen bin ich konfrontiert und was heißt das für mein tägliches Leben? Zweitens: Wie wohl fühle ich mich – womöglich unabhängig davon – in meiner Haut, das heißt mit meiner körperlichen und seelischen Verfassung?

Mit einer möglichst ehrlichen Bestandsaufnahme lassen sich alle Stellschrauben identifizieren, an denen wir drehen können, um unsere Gesundheit positiv zu beeinflussen.

Denn auch wenn es natürlich individuell verschieden ist, wie eng die objektive und subjektive Bewertung der eigenen Gesundheit miteinander zusammenhängen: Sie bleiben zwei Seiten derselben Medaille, die beide nur darauf warten, aufpoliert zu werden.

Haben Sie sich schon einmal die Mühe gemacht, das angelaufene Familiensilber zu putzen, und sich dann fast schon erstaunt daran erfreut, wie herrlich es wieder glänzen kann? Die Anwendung der Jungbrunnenformel ist zwar nicht unbedingt so schnell und leicht getan wie Silber putzen, dafür hat sie aber einen langanhaltenden Effekt auf die Gesundheit.

ALLES IST IM FLUSS –
GESUNDHEIT ALS KONTINUUM

Was heißt das jetzt konkret? Wie bereits ausgeführt, ist unser Gesundheitszustand ein dynamischer Zustand, der beständig zwischen den Extremen «desolat» und «bestens» oszilliert – unsere Gesundheit und unser Wohlbefinden spielen sich also in dem gesamten Graubereich dazwischen ab.

Ein solcher Gedanke kann zunächst durchaus ungewohnt sein, weil wir Gesundheit bzw. Krankheit meist als Zustände ansehen, die sich gegenseitig ablösen und ausschließen. Durch diese Sichtweise verschieben wir den Fokus allerdings unwillkürlich auf die Krankheit, ihre Entstehung, Behandlung, Heilung und zukünftige Vermeidung, anstatt uns auf unsere Gesundheit zu konzentrieren.

Und genau hier kommt Antonovskys Salutogenese ins Spiel: Seinem Verständnis nach sind alle Menschen mal mehr und mal weniger krank und gleichzeitig mal mehr und mal weniger gesund. Die zentrale Frage lautet insofern nicht «Wie entsteht Gesundheit, und wie kann man sie bestmöglich erhalten?», sondern «Wie kann man dafür sorgen, dass die Waage mehr in Richtung Gesundheit als in Richtung Krankheit ausschlägt?».

Stellen wir uns unsere Gesundheit in diesem Zusammenhang einfach als Bankkonto vor, auf das man durch gesundheitsförderndes Verhalten einzahlt – und bei gesundheitsschädlichem Verhalten entsprechend abhebt. Das Bankkonto füllt und leert sich also, je nachdem, wie wir uns ernähren, bewegen, schlafen, atmen und entspannen oder auch soziale Kontakte pflegen. Alles, was wir in diesen Bereichen tun und lassen, beeinflusst unsere Gesundheit: Sie ergibt sich letztlich aus der Summe sämtlicher Einzelfaktoren. Solange das

Gesundheitskonto sich sozusagen im «Haben» befindet, ist der Körper ohne weiteres in der Lage, von diesem Puffer zu zehren, ohne gleich ins Minus zu rutschen. Und je nach «Kreditwürdigkeit», also je nachdem, wie gesund ich sonst lebe, kann ich auch mal in den Dispo rutschen, mir es also (kurzfristig) leisten, über die Stränge zu schlagen. Es zahlt sich also

im wahrsten Sinne des Wortes aus, ein Gesundheitsguthaben anzusparen.

Um von den «Zinsen» – um im Bild zu bleiben – bestmöglich zu profitieren, muss man drei Dinge wissen:

1. Wie viel muss ich einzahlen?
2. In welcher Währung?
3. Und auf welches Unterkonto?

Hier soll Ihnen dieses Buch als persönlicher Anlageberater zur Seite stehen, denn wir können tagtäglich mit vielen kleinen Taten zum Erhalt unserer Gesundheit beitragen. Das bekannte englische Sprichwort *«An apple a day keeps the doctor away»* bringt das schön auf den Punkt. Zugegeben, ein Apfel am Tag reicht sicherlich nicht aus, um den Arztbesuch dauerhaft überflüssig zu machen. Trotzdem, es steckt mehr als nur ein Körnchen Wahrheit in dieser Redensart: Denn letztlich bringt jeder noch so kleine Beitrag das Pendel zum Schwingen. Nur eben – bei Apfel statt Torte – in die richtige Richtung, das heißt in Richtung Gesundheit!

Einen weiteren Einflussfaktor beschreibe ich in meinem Buch *Entscheide selbst, wie alt du bist* unter dem Stichpunkt «Gefühltes Alter»: unser Selbstbild (Voelpel 2016). Kurz gesagt: Wer denkt, er oder sie gehöre zum alten Eisen, fühlt sich nicht nur so, sondern ist dadurch tatsächlich älter. Es gibt dazu eine berühmte Feldstudie der Psychologin Ellen Langer: Im Rahmen dieser Studie wurden ältere Menschen in ein

Umfeld gebracht, das sie mit Jungsein assoziieren, bzw. wurden angehalten, sich zu verhalten, als ob sie deutlich jünger wären. Nach der Testphase fühlten sich die Probanden nicht nur subjektiv jünger, auch die objektiven körperlichen Parameter hatten sich positiv verändert, z. B. durch ein verbessertes Gangbild und schnelleres Gehen (Langer 2011). Und genau dieser Mechanismus lässt sich auch in Hinblick auf unsere Gesundheit beobachten: Wer sich ab einem gewissen Lebensalter auf Zipperlein und Wehwehchen einstellt, die es zu ertragen gilt, heißt sie als treue Begleiter geradezu willkommen. Wer ihnen aber frühzeitig den Kampf ansagt, hat gute Chancen, ihnen hin und wieder ein paar Schritte voraus zu sein.

In der Psychologie hat sich eine vergleichbare Sichtweise etabliert, die sich ebenfalls auf die positiven Aspekte konzentriert, anstatt sich an den Defiziten zu orientieren. Diese sogenannte Positive Psychologie versucht dementsprechend nicht, Ursachen und mögliche Behandlungsmethoden psychischer Erkrankungen zu erforschen. Laut Martin Seligman, dem Pionier dieser Fachrichtung, ist es ihr Ziel, allgemeingültige Bedingungen und wissenschaftlich fundierte Strategien zu formulieren, dank derer Menschen möglichst dauerhaft glücklich sind (Seligman 2017). Die Ausrichtung auf das Positive verfolgt zwar letztlich das Ziel, das Erleben und Handeln grundlegend positiv zu beeinflussen. Sie erhebt aber nicht den Anspruch, dass Glück und Zufriedenheit automatisch damit einhergehen. Es geht ihr nicht darum, negative Dinge schönzureden oder sie zu ignorieren, sondern darum, auch die positiven Aspekte zu sehen und so einen Perspektivwechsel zu ermöglichen.

GESUND IM ALTER –
IST DAS DIE QUADRATUR DES KREISES?

Alter und Gesundheit hängen wechselseitig und unmittelbar voneinander ab. Salopp gesagt: Alles, was einen nicht altern lässt, wirkt sich auch positiv auf die Gesundheit aus und trägt zum allgemeinen Wohlbefinden bei. Dies deckt sich mit der Tatsache, dass viele Krankheiten erst im Alter zutage treten oder sich dann verstärkt bemerkbar machen.

Wie unser Körper unser Alter beeinflusst

Einer der entscheidenden Gründe hierfür: die Art und Weise, wie Körpersubstanz neu gebildet bzw. erneuert wird. Unsere Körperzellen entstehen durch Zellteilung, aus einer Zelle werden zwei. Besonders rasant geschieht das bei Neugeborenen und Kindern, die sich noch im Wachstum befinden. Doch mit zunehmendem Alter verlangsamt sich dieser Prozess, neue Zellen bilden sich nicht mehr so schnell nach. Besonders gut sichtbar ist das z. B. bei den Hautzellen, die mit der Zeit ihre jugendliche Elastizität und Spannkraft einbüßen, bis sich sichtbare Falten bilden.

Doch damit nicht genug: Die Zellteilung selbst ist ein hochkomplexer Vorgang und damit anfällig für Fehler: Jedes Mal, wenn sich eine Zelle und damit auch ihr Zellkern teilt, werden die darin enthaltenen DNA-Stränge zunächst geteilt und anschließend kopiert. Aus den daraus neu entstandenen identischen DNA-Strängen bilden sich dann zwei neue Zellen, die sich genetisch gesehen gleichen. Dies gilt so für fast alle Zelltypen im menschlichen Körper. Einige differenzieren sich allerdings nach erfolgter Zellteilung und verdoppeln sich dann nicht mehr – darunter Nerven- und Muskelzellen. D. h., dass sich diese Zellen nur in begrenztem Umfang erneuern.

Allerdings können auch im hohen Alter noch neue Nerven-zellen im Gehirn gebildet werden, vor allem im Hippocam-pus (Neurogenese): Unsere geistige Gesundheit ist also bis ins hohe Alter beeinflussbar: Die Neurogenese kann z. B. durch Bewegungen wie Tanzen (dazu später mehr) befördert werden.

Der Ausdifferenzierung in Nerven- und Muskelzellen geht aber in jedem Fall die oben beschriebene Verdopplung vor-aus. Die einzige Ausnahme von diesem Vorgang bilden die Fortpflanzungszellen: Sie verfügen nur über die einfache ge-netische Information, die erst dann wieder doppelt vorliegt, wenn durch die Verschmelzung von Ei- und Samenzelle die Ausgangszelle eines neuen Organismus entsteht.

Kurz gesagt, unser Körper ersetzt fortlaufend seine Zellen. Nach ein paar Jahren sind wir also quasi, bis auf sich langsam erneuernde Zellen wie Herz-, Gehirn- und Muskelzellen, ein «neuer» Mensch.

Man muss gar nicht weiter in die Tiefe gehen, um erah-nen zu können, wie störanfällig diese Abläufe sind. Vor allem bei den äußersten Spitzen der DNA-Stränge geht mit der Zeit stückchenweise Substanz verloren, sie fransen regelrecht aus. Das liegt auch daran, dass die sogenannten Telomere, die als eine Art Schutzkappe dienen, mit jedem Teilungspro-zess ein wenig an Substanz einbüßen. Das ist zunächst nicht weiter schlimm, im Gegenteil: Dadurch bewahren sie unser Erbgut, auf das es schließlich ankommt, vor der «Schrump-fung».

Mit zunehmendem Alter verkürzen sich diese Telomere immer mehr, das Erbgut kann angegriffen werden, und da-mit können bestimmte Geninformationen nicht mehr richtig übertragen werden. Die Wahrscheinlichkeit steigt, dass sich mehr und mehr Fehler einschleichen, die dann anschließend im Rahmen der Verdopplung von Zellteilung zu Zellteilung weitergegeben werden. Stress gleich welcher Art – seelisch, körperlich, Zellstress als Reaktion auf «freie Radikale», durch Umwelteinflüsse oder -gifte – beeinflusst jede einzelne Körperzelle und kann sie schädigen. Und diese Schädigung wird bei der nächsten Zellteilung weitergegeben.

Bis zu 40-mal können unsere DNA-Stränge verdoppelt werden, bis sie so weit verkürzt sind, dass eine korrekte Teilung nicht mehr möglich ist. Dieser Alterungsprozess der Zelle gilt bisher als unumkehrbar. In letzter Konsequenz führt er zum «Zelltod», das heißt, die Zelle teilt sich nicht mehr. Die meisten menschlichen Körperzellen erreichen diese nach ihrem Entdecker benannte Hayflick-Grenze, nachdem sie sich etwa 52-mal geteilt haben.

Neueste Forschungsergebnisse mit Tieren nähren die Hoffnung, dass sich dieser Alterungsprozess eventuell umkehren oder zumindest verlangsamen lässt. Der Schweizer Wissenschaftler Tony Wyss-Coray und sein Team an der Stanford Universität haben z. B. gezeigt: Das Gehirn älterer Mäuse verjüngt sich, wenn man ihnen das Blut jüngerer Artgenossen überträgt (Villeda u. a. 2014).

Noch ist es aber nicht so weit, dass wir diese Ergebnisse auf den Menschen übertragen können, und wir müssen damit zurechtkommen, dass ständig fehlerhafte genetische Informationen weitergegeben werden: Dies führt u. a. zu Krankheiten wie Krebs, Alzheimer, Diabetes und Herz-Kreislauf-Erkrankungen – die statistisch betrachtet ab einem Alter von rund 50 Jahren gehäuft auftreten.

Hier setzt die Jungbrunnenformel an: Integriert man ihre Faktoren in seinen Alltag, kann man den Alterungsprozess verlangsamen und die erwähnten Krankheiten und andere alterstypische Einschränkungen in Schach halten. Dazu gehören beispielsweise auch eine nachlassende Sehschärfe oder eine Verschlechterung der Zahngesundheit. Und tatsächlich gibt es viele Fälle, in denen die praktische Relevanz dieses Wissens deutlich wird: Meinem Vater etwa fehlt mit seinen 75 Jahren noch kein einziger Zahn. Sicherlich spielt dabei auch die genetische Veranlagung eine Rolle, aber ich bin davon überzeugt, dass sehr viel weniger ältere Menschen auf Prothesen oder Stiftzähne angewiesen wären, wenn sie wie er mit dem richtigen Wissen um Zahngesundheit, Ernährung usw. ausgestattet wären.

Bei allem, was man gegen den Alterungsprozess tun kann: Es bleibt nicht aus, dass es früher oder später zu Verschleißerscheinungen kommt. Fast könnte man unseren Körper mit einem Auto vergleichen: In den ersten Jahren tut es einwandfrei seinen Dienst, bis nach und nach in immer kürzeren Zeitabständen Reparaturen anfallen. Im Gegensatz zum Auto zeichnet sich der menschliche Körper allerdings durch ein beachtliches Regenerationspotenzial aus: Haut, Zähne, Gehirn, Gehör, Gelenke, Knorpelmasse sind in der Lage, Schäden bis zu einem gewissen Grad zu beheben oder anderweitig auszugleichen. So wird abgenutzte Knorpelmasse in unseren Gelenken permanent neu gebildet. Und noch vor wenigen Jahren hätte man es z. B. für unmöglich gehalten, dass unser Körper nach einem Herzinfarkt in der Lage ist, das geschädigte Gewebe zu reparieren. Doch genau das hat man inzwischen nachweisen können, auch wenn diese Selbstregeneration ohne entsprechende Therapie begrenzt ausfällt (Beltrami u. a. 2001).

Darüber hinaus ist der Körper auch in der Lage, die erstaunlichsten Kompensationsleistungen zu erbringen. Nach einem Schlaganfall sind beispielsweise bestimmte Hirnareale häufig so sehr in Mitleidenschaft gezogen, dass sie ihre Aufgaben nicht mehr erfüllen können. In solchen Fällen ist das Gehirn imstande, andere Regionen dahin gehend zu trainieren, dass sie die entsprechenden Funktionen übernehmen und so den Verlust wettmachen. Man spricht hier von der lebenslangen Plastizität des Gehirns, also der Formbarkeit: Deshalb funktioniert eine Reha, wenn ich die richtigen Reize setze. Ein Gedanke, der optimistisch stimmt.

Wie chronische Entzündungen uns altern lassen

Dass uns im Alter eine ganze Reihe von Erkrankungen verstärkt heimsuchen, hat ganz unterschiedliche Ursachen: Was wir weder sehen noch fühlen können, sind die oben beschriebenen Fehler, die sich bei der Zellteilung einschleichen und an sämtliche neuen Generationen von Zellen weitergegeben werden (siehe S. 18 ff.). Hinzu kommen die Konsequenzen ungesunder Verhaltensweisen, die sich Tag für Tag summieren (siehe S. 26 f.).

Doch der mit Abstand häufigste Auslösemechanismus für den Alterungsprozess ist etwas, das wir in der Regel nur als Begleiterscheinung wahrnehmen: Die allermeisten Erkrankungen gehen auf Entzündungen zurück. Das gilt nicht nur für Erkältungen, wie sie in den Wintermonaten Jahr für Jahr um sich greifen, und andere vergleichsweise alltägliche Infekte, sondern auch für viele Krankheiten, die mit dem Alter fast schon unausweichlich einherzugehen scheinen: von Allergien über Diabetes bis hin zu Demenz – sie alle werden durch Entzündungen begünstigt, wenn nicht ausgelöst.

Wenn wir im Alltag von einer Entzündung sprechen, haben wir meist eine Abwehrreaktion des Körpers vor Augen, die durch Krankheitserreger von außen ausgelöst worden ist. Sie ist eine ganz normale Reaktion unsers Immunsystems, das spezialisierte Körperzellen zur Bekämpfung der Eindringlinge bereitstellt und mit Hilfe bestimmter Botenstoffe aktiviert. Allerdings schüttet unser Körper zunehmend mehr von diesen Botenstoffen aus, je älter wir werden. Was eine der hauptsächlichen Ursachen für die vielen chronischen Krankheiten ist, mit denen wir im Alter fast schon rechnen.

Dieser Effekt gewinnt mit jedem Lebensjahr an Bedeutung, weil unser Körper mit zunehmendem Alter immer mehr Proteine ausschüttet, die Entzündungen begünstigen. Das macht sich in erster Linie durch chronische Krankheiten und eine nachlassende Immunabwehr bemerkbar. Salopp formuliert: Je älter der Mensch, desto mehr Entzündungen im Körper. Daher spricht man in diesem Zusammenhang auch vom sogenannten *Inflammaging*, ein englisches Kofferwort aus *inflammation* (Entzündung) und *aging* (Altern). In Expertenkreisen ist teilweise von regelrechten Bränden die Rede, um die Wucht des Entzündungsalterns zu veranschaulichen. Was allerdings mehr über die Ausbreitung im Körper und die Auswirkungen dieser Entzündungsprozesse aussagt als über die punktuelle Intensität. Denn häufig genug flackern sie zwar beständig, dafür aber still und leise vor sich hin, sodass wir sie – im Gegensatz zu akuten Entzündungen – gar nicht unbedingt wahrnehmen. Einige Tipps, wie Sie mit Ihrer Ernährung einen gewissen «Brandschutz» betreiben können, finden Sie ab S. 99 ff.

Kommt es z. B. infolge einer Fußfehlstellung zu einer einseitigen Belastung im Kniegelenk, kann das eine Abnutzung des Knorpels und eine Entzündung nach sich ziehen. Diese Entzündung steht wiederum in Wechselwirkung mit dem gesamten Körper, sodass sie sich ausbreiten und unter Umständen sogar einen Einfluss auf das Herz haben kann, etwa in Form einer Herzbeutelentzündung.

Entzündungen wirken sich natürlich nicht nur auf die

Muskeln und den Halteapparat aus. Sie hinterlassen ihre Spuren im gesamten Körper, beispielsweise auch im Gehirn.

Wollen wir dem Alter ein Schnippchen schlagen, tun wir also gut daran, Entzündungsprozesse im Körper möglichst gering zu halten bzw. ihnen vorzubeugen. Zwei Dinge haben sich nach wissenschaftlichen Erkenntnissen bewährt, um Entzündungen sozusagen im Keim zu ersticken: Bewegung und entzündungshemmende Ernährung. Während etliche Lebensmittel – darunter Zucker, Weizenprodukte und Fleisch – Entzündungen im Körper geradezu anfachen, entfalten andere – wie Gemüse, zuckerarmes Obst, Kräuter und Nüsse – eine antientzündliche Wirkung (Davis und Brodersen 2013). Mehr dazu und auch, wie Bewegung Entzündungen vorbeugen kann, erfahren Sie in den Kapiteln «Faktor 2: Ernährung» (siehe S. 62ff.) und «Faktor 3: Bewegung» (siehe S. 112ff.).

Das Schöne: Wenn Sie die einzelnen Aspekte der Jungbrunnenformel kombinieren, verstärken sie sich im besten Fall gegenseitig.

Wie wir unser Lebensalter beeinflussen (können)
Der Alterungsprozess ist ohne Frage ein natürlicher Vorgang, der auf körperlicher Ebene maßgeblich durch die Höchstgrenze für Zellteilungen sowie das Entzündungsaltern gesteuert wird. In aller Regel geht das mit Verschleiß- und Abnutzungserscheinungen aller Art einher. Das können wir nicht nur im Freundes- und Verwandtenkreis, sondern auch an uns selbst gut beobachten. Wir machen es uns aber zu einfach, wenn wir uns auf diesen Erkenntnissen gewissermaßen «ausruhen». Diese Vorgänge werden nämlich dadurch befördert, dass sich mit der Zeit – das heißt *mit* dem Älterwerden, aber nicht *wegen* des Älterwerdens – etliche kleinere wie

größere ungünstige Verhaltensweisen summieren. Dadurch brauchen wir fast unmerklich das Guthaben auf, das wir auf unser Gesundheits- und Wohlbefindenskonto eingezahlt haben.

Zu den sieben Faktoren der Jungbrunnenformel gehört, wie Sie inzwischen wissen, auch die Ernährung, zu der Sie im zweiten Teil des Buches ausführliche Informationen finden. An dieser Stelle will ich nur kurz und stellvertretend anhand unseres Essverhaltens das Bewusstsein dafür schärfen, dass wir mit fortschreitendem Alter unsere Gewohnheiten überprüfen und anpassen müssen. Bei Kindern fällt das von allein ins Auge. Hier ist wohl jedem klar, dass sie eine ausgewogene, spezifische Ernährung für ein altersgemäßes Wachstum brauchen. Doch vielen ist nicht bewusst: Auch der Körper eines Erwachsenen – der sozusagen «ausgewachsen» ist – verändert sich, und zwar je nachdem, wie er beansprucht und behandelt wird.

Vor diesem Hintergrund ist es nur logisch, dass unserem Körper im Alter eine andere Ernährung guttut als in jungen Jahren. Und es lohnt sich, darauf Rücksicht zu nehmen. Wir können je nach Verhalten z. B. weniger oder mehr Muskel-, Knochenmasse oder Körperfett haben. Auch das Herz-Kreislauf-System, die Handkraft oder die Lungenfunktion (alles Hinweise auf den Fitnesszustand des Körpers) können sich ein Leben lang verschlechtern oder verbessern.

Genau hier setzt auch das Fachgebiet der Epigenetik an. Epigenetiker beschäftigen sich u. a. mit der Frage, welchen Einfluss die Umwelt und unsere Lebensweise auf unsere Gene haben. Inzwischen gibt es Hinweise darauf, dass z. B. die Tatsache, in welcher Klimazone wir leben, unsere Gene beeinflusst. Studien zeigen, dass sie sich sogar aufgrund unserer Denk- und Verhaltensweisen ändern, also je nachdem, was und/oder wie wir denken, fühlen oder tun (Lipton 2015; Church 2007; Church 2018; Church 2020). Wir bestimmen mit unserem Verhalten also mit, welche Erbinformationen wir an unsere Kinder weitergeben.

Davon unabhängig gilt für Jung und Alt gleichermaßen: Beachten wir im Umgang mit unserem Körper seine bzw. unsere individuellen Bedürfnisse und Möglichkeiten, dann können wir die altersgerechte Entwicklung ermöglichen und fördern. Und auch anschließend liegt es in unserer Hand, sowohl Abnutzung als auch Verschleiß zu verlangsamen, zu verhindern und teilweise sogar rückgängig zu machen.

Altersbedingte Krankheiten entstehen, weil sich die Auswirkungen unseres tagtäglichen Fehlverhaltens summieren. Auch wenn es für Sie vielleicht mitschwingt: Ich werte mit dem Wort «Fehlverhalten» nicht, sondern beschreibe damit lediglich die unvermeidlichen Abweichungen vom Idealzustand.

Als Ideal ist und bleibt hundertprozentige Gesundheit unerreichbar, denn wirklich niemand kann die kompletten Voraussetzungen dafür schaffen – und schon gar nicht auf Dauer einhalten. Aber: Das Wissen, welche Hebel und Stellschrauben existieren, weist uns zweifellos den Weg zu unserem Ziel der bestmöglichen Gesundheit und des optimalem Wohlbefindens. Man kann es nicht oft genug sagen: Wissen wirkt Wunder!

Wie Wohlbefinden uns langsamer und gesünder altern lässt

Gesundheit und Wohlbefinden stehen in einem engen Zusammenhang mit dem Lebensalter – das belegen etliche Studien (z. B. Böhm, Tesch-Römer und Ziese 2009). Im Rahmen der sogenannten Gesundheitsberichterstattung des Bundes wird festgestellt: «Mit fortschreitendem Alter ist ein deutlicher Anstieg der Gesundheitsprobleme zu beobachten, sowohl hinsichtlich der Anzahl erkrankter Personen als auch bezüglich der Komplexität der vorliegenden Beeinträchtigungen» (Böhm u. a. 2009:31).

Seit 1999 liefert der Mikrozensus eindrückliche und vor allem konstant bleibende Zahlen, die das untermauern: Von denjenigen, die zum Erhebungszeitpunkt 75 Jahre oder älter waren, gibt jede bzw. jeder Vierte an, krank oder als Folge eines Unfalls verletzt zu sein (Böhm u. a. 2009:31, GBE Gesundheitsberichterstattung des Bundes o. J.).

Was den Daten des Statistischen Bundesamts ebenfalls zu entnehmen ist: Auch wenn es etwa ein Viertel der Altersgruppe betrifft, sind es im Wesentlichen nur eine Handvoll Beschwerden, die den Menschen ab 65 zu schaffen machen: Zum einen sind es Krankheiten, die den Stütz- und Bewegungsapparat – also Muskeln, Knochen und Gelenke – betreffen. Neben Gicht, Rheuma, Arthrose und Osteoporose sind das vor allem Rückenschmerzen, die sich beispielsweise akut als Hexenschuss bemerkbar machen, oft genug aber auch einen chronischen Verlauf nehmen. Zum anderen sind es Herz-Kreislauf-Erkrankungen, was sich beispielsweise in den Diagnosen bei Krankenhausaufenthalten von Menschen ab 65 Jahren niederschlägt: Herzinsuffizienz, Angina Pectoris und Hirninfarkte sind die häufigsten Gründe für stationäre Behandlungen in dieser Altersgruppe (GBE Gesundheitsberichterstattung des Bundes o. J.).

Eine weitere Erkrankung tritt in diesem Altersabschnitt ebenfalls in den Vordergrund, auch wenn sie grundsätzlich keine Altersgrenzen kennt: Über 60 Prozent aller Menschen, die neu an Krebs erkranken, sind über 65 Jahre alt (GBE Gesundheitsberichterstattung des Bundes o. J.).

Abgesehen von solchen Beeinträchtigungen von Gesundheit und Wohlbefinden, die sich eher auf der körperlichen Ebene abspielen, darf man einen wichtigen Faktor nicht vergessen: die Psyche. Bei etwa jeder vierten Person über 65 Jahren wird eine psychische Störung diagnostiziert, allen voran Demenzerkrankungen und Depressionen.

Liest man diese Daten und Fakten, kann man mit Blick auf die zweite Lebenshälfte durchaus etwas verzagen. Erstaunlicherweise weisen zahlreiche Studien aber auch darauf hin, dass ältere Menschen diesen Beeinträchtigungen der Gesundheit bzw. des Wohlbefindens mit erstaunlichen Bewältigungsstrategien begegnen und die Lebenszufriedenheit im Schnitt sogar steigt! Menschen in ihrer zweiten Lebenshälfte haben offenbar Erfahrung im Umgang mit schwierigen Lebensumständen und im Laufe des Lebens gelernt, sich diesen zu stellen, mit ihnen umzugehen und im wahrsten Sinne des Wortes das Beste daraus zu machen. Hier lassen sich die Stellschrauben verorten, an denen man drehen kann, um sich besser zu fühlen und gesünder zu sein (Blanchflower 2020).

Halten wir also fest: Jenseits der 60 wird es zwar – statistisch gesehen – wahrscheinlicher, mit der ein oder anderen Krankheit konfrontiert zu sein. Das muss zum einen aber nicht heißen, dass man sich zwingend schlechter fühlt. Und zum anderen bedeutet es noch lange nicht, dass es uns wirklich trifft. Denn: Diesen Risikofaktoren kann man aktiv entgegentreten.

Mit diesem Buch möchte ich Ihnen zeigen, dass es einfache Maßnahmen gibt, die jeder in seinem Alltag umsetzen kann, um seine Gesundheit und sein Wohlbefinden sofort und mit langfristiger Wirkung zu fördern und zu erhalten. Es lohnt sich in jedem Lebensabschnitt, damit anzufangen, denn dafür ist es niemals zu früh und nur selten zu spät.

Und selbst wenn uns schließlich eine der genannten Erkrankungen ereilen sollte, so sind wir ihr doch nicht unbedingt
schicksalhaft ausgeliefert. Wir haben es in der Hand, wie wir
damit umgehen.

Legen wir los!

TEIL 2 UMSETZUNG:
DIE JUNGBRUNNENFORMEL

Keine Frage, Gesundheit kann man nicht kaufen. Das ist nach wie vor eine Tatsache. Man kann aber einiges dafür tun, sie zu erhalten – in jedem Alter! Aber wo soll man am besten anfangen? Die wesentlichen Hilfsmittel heißen «Aufmerksamkeit» und «Bewusstseins(wandel)». Gepaart mit dem richtigen Wissen werden sie zur Jungbrunnenformel, die uns die Tür öffnet zu mehr Gesundheit und Wohlbefinden.

DIE JUNGBRUNNENFORMEL –
KEIN BUCH MIT SIEBEN SIEGELN

Sie wissen inzwischen, dass die Jungbrunnenformel aus sieben Faktoren besteht: 1. innere Einstellung, 2. Ernährung, 3. Bewegung, 4. Schlaf, 5. Atmung, 6. Entspannung sowie 7. soziale Kontakte.

Ähnlich wie eine mathematische Formel bricht sie einen komplexen Sachverhalt herunter. Das bringt zwei Vorteile: Erstens lassen sich diese Sachverhalte so besser erfassen, und zweitens lässt sich die Formel daran angelehnt individuell anpassen.

Es ist wichtig, die einzelnen Erkenntnisse immer auch von einem ganzheitlichen Standpunkt aus zu betrachten und zusammenzudenken. Denn nur so entsteht ein Verständnis für die Stellschrauben, an denen wir drehen können – und in welcher Weise sie sich gegenseitig verstärken bzw. aufheben können.

Daran schließt sich die grundlegende Frage an, wie wir eine Einstellungs- und damit einhergehend eine Verhaltensänderung bewirken können. Auf der Suche nach Antworten sind Studienergebnisse aus der Motivationspsychologie nützlich, aber auch aus benachbarten Disziplinen wie zum Beispiel der Achtsamkeitsforschung. Eines steht dabei völlig außer Frage: Nur wer über die aktuellen wissenschaftlichen Erkenntnisse Bescheid weiß und sich diese zunutze macht, kann dauerhaft etwas am eigenen Gesundheitszustand und am Wohlbefinden ändern.

Die Literatur zu dem Thema füllt etliche Regalmeter. und jedes Jahr kommen neue Interviews, Aufsätze, Zeitschriftenartikel, Fernsehsendungen und Ratgeber hinzu. Das zu überschauen und die wirklich hilfreichen Quellen zu erkennen, erfordert neben fundiertem medizinischem Wissen jede Menge Zeit. Aber dafür bin ich ja da: Ich habe Ihnen die Arbeit abgenommen und mich durch etliche Studien gelesen – und dabei nicht nur einen Mythos entlarven können.

Die praktische Umsetzung im Alltag kann Ihnen aber leider niemand abnehmen. Es liegt an Ihnen, die Jungbrunnenformel an Ihre Bedürfnisse anzupassen und im Rahmen Ihrer Möglichkeiten anzuwenden.

Und was lockt als Lohn für diese Mühe? Das (theoretische) Ergebnis der Jungbrunnenformel ist strahlendes Wohlbefinden – in jedem Moment und unabhängig von jeglichen äußeren Einflüssen. Wem es gelingt, dass sich Gesundheit und Wohlbefinden in einem zufriedenstellenden Maß einpendeln, kann sich mehr als glücklich schätzen. Insofern ist die Jungbrunnenformel als Formel der goldenen Mitte zu verstehen.

Das anvisierte Ziel gestaltet sich von Mensch zu Mensch

unterschiedlich. Wie sieht Ihr Bild vom Alter vor Ihrem geistigen Auge aus? Möchten Sie gern die Wahrscheinlichkeit erhöhen, mit stolzen 100 Jahren noch gegen die Urenkel Schach zu spielen – und auch noch zu gewinnen? Oder verzichten Sie vielleicht auf eine solche Verlängerung der Lebensspanne, um dafür die verbleibende Zeit bei blendender Gesundheit maximal auskosten zu können? Man kann die Kerze bildlich gesprochen von beiden Seiten abbrennen – allerdings zu dem Preis, dass sich dann die Lebensspanne verkürzt.

Tatsächlich schieben der medizinische Fortschritt und die wissenschaftliche Forschung die Grenze unserer durchschnittlichen Lebenserwartung immer weiter hinaus. In regelmäßigen Abständen wird vermeldet, das Geheimnis des Alterns sei gelüftet. Dabei handelt es sich allerdings meist um einzelne Details, die entdeckt und entschlüsselt wurden. Einer Wahrheit müssen wir bis auf weiteres ins faltige Gesicht sehen: Das Altern ist und bleibt ein komplexer Vorgang, den wir noch nicht in seiner Gänze verstanden haben. Und obwohl es bereits erfolgversprechende Techniken gibt, den Alterungsprozess aufzuhalten, wird es noch ein Weilchen dauern, bis sie uns normalen Menschen zur Verfügung stehen.

Bleibt also alles, wie es ist? Nein, gewiss nicht! Die Medizin hat zwar leider noch kein Wundermittel für die ewige Jugend gefunden, das wir dreimal täglich zu den Mahlzeiten einnehmen könnten. Dafür lassen sich aus den vielfältigen Forschungsergebnissen viele Erkenntnisse für die praktische Anwendung gewinnen. Besinnen wir uns dann noch des Wissens unserer Vorfahren sowie das anderer Kulturen, steht uns ein reicher Fundus zur Verfügung, aus dem wir schöpfen können.

Alles hängt mit allem zusammen – Wechselwirkungen im Körper

Es ist noch längst nicht erschöpfend erforscht, wie sich die vielfältigen Vorgänge im Körper gegenseitig beeinflussen. Eines steht aber ohne Zweifel fest: Gesundheit ist ein Zustand mit unzähligen Facetten. Wie Sie bereits wissen, treten die meisten Krankheiten nicht plötzlich auf, sondern bahnen sich langsam an. Diese Entwicklung spiegelt sich mental, emotional und körperlich wider.

So machen sich zu viel Stress bzw. zu wenig Entspannung auf Dauer nicht nur psychisch, sondern auch auf unterschiedlichste Weise körperlich bemerkbar.

Zahlreiche Expertinnen und Experten sehen es z.B. inzwischen als erwiesen an, dass Rückenschmerzen meist aus einem Zusammenspiel körperlicher und seelischer Ursachen entstehen. Das heißt: «psychosoziale Faktoren (…) spielen nach heutigem Wissen eine größere Rolle als wie bisher angenommen nachweisbare biomedizinische und biomechanische Ursachen» (Hildebrandt und Pfingsten 2012:20, Haslam u. a. 2018). Obwohl Rückenschmerzen längst die Volkskrankheit Nummer eins in Deutschland sind, hat es eine Weile gebraucht, bis diese einleuchtende Erkenntnis sich ihren Weg in unser Alltagswissen gebahnt hat.

Die enge Verzahnung von Wechselwirkungen lässt sich an vielen Stellen beobachten, an denen man sie nicht unbedingt erwarten würde. Man muss nur etwas genauer hingucken: Essen wir z.B. zu viel und zu ungesund, nehmen wir nicht nur an Gewicht zu, sondern riskieren auch, Stoffwechselvorgänge in Gang zu setzen, die Krebserkrankungen begünstigen können (Probst 2016).

Vom Gesundheitspolster zehren – so gleichen Sie Defizite aus

Sämtliche biochemische Prozesse im Körper beeinflussen sich also gegenseitig. Diese Tatsache hat aber nicht nur negative Auswirkungen, sondern im Gegenteil, wir können sie positiv für uns nutzen.

Die Faktoren der Jungbrunnenformel – innere Einstellung, Ernährung, Bewegung, Schlaf, Entspannung, Atmung sowie soziale Beziehungen – stellen bildlich gesprochen die Rädchen dar, an denen man drehen kann, um die Maschine möglichst reibungslos am Laufen zu halten. Dafür gilt es, die einzelnen Bestandteile zu optimieren und so gut es geht aufeinander einzustellen. Eine Stärkung einzelner Teilbereiche führt zu einer insgesamt besseren Gesundheit, die dadurch ungesunde Verhaltensweisen besser auffängt.

Man kann Schwachstellen im System also gewissermaßen «kompensieren»: zu wenig Schlaf z. B. durch gesunde Ernährung oder ungesunde Ernährung durch ausreichend Bewegung. In ähnlicher Weise ist es möglich, zu viel Essen durch entsprechend mehr Bewegung wettzumachen oder das Schlafbedürfnis durch bewusste und qualitativ hochwertige Ernährung zu verringern – wenn auch nur bis zu einem gewissen Grad (Tan, Whittal und Lippke 2018). Denn es bleibt dabei: *«You can't outtrain a bad diet»*, das heißt, eine schlechte Ernährung kann man eben nicht wegtrainieren. Es ist daher wichtig, immer alle der sieben Jungbrunnenfaktoren zu beachten. Um sich nicht zu überfordern, kann man allerdings erst einmal mit einem anfangen, denn jeder einzelne noch so kleine Schritt ist wertvoll.

Ob einmaliger Ausrutscher oder schlechte Angewohnheit – am einfachsten lassen sich Kurskorrekturen natürlich dort vornehmen, wo das «Fehlverhalten» verortet ist. Den

Folgen ungesunden Essverhaltens kann man beispielsweise am ehesten durch eine Ernährungsumstellung entgegenwirken. Das ist so banal wie einleuchtend. Unsere Gesundheit beruht aber eben nicht auf einem bloßen Nebeneinander ihrer einzelnen Aspekte, sondern ist vielmehr das Resultat eines komplexen Zusammenwirkens.

Die Aufgabe an uns selbst lautet also, die einzelnen Faktoren, die unsere Gesundheit ausmachen, dauerhaft auf einem höchstmöglichen Niveau zu halten.

Zusammenfassend können wir festhalten:

1. Alles hängt mit allem zusammen, im Positiven wie im Negativen. Je mehr wir in den einzelnen Teilbereichen für unsere Gesundheit tun, desto besser können wir sie insgesamt erhalten und von ihr profitieren.

2. Je größer der Puffer ist, den wir dadurch aufbauen, desto näher kommen wir dem Idealzustand einer Gesundheit, die wir als strahlendes Wohlbefinden erleben.

3. Wir können, zumindest zeitweise, Defizite in einem Bereich mit einer Investition in einem anderen Bereich ausgleichen.

Bei so vielen gegenseitigen Abhängigkeiten stellt sich natürlich die Frage: Wo fange ich an?

FAKTOR 1: DIE INNERE EINSTELLUNG – DIE MACHT VON ACHTSAMKEIT UND MINDSET

Die innere Einstellung spielt in der Jungbrunnenformel eine Sonderrolle. Sie bereitet den Boden für die anderen sechs Faktoren und ist entscheidend dafür, *ob* wir etwas tun, *was* wir tun, *wie viel* wir tun und *mit welchem Erfolg* wir es tun.

Wir alle haben schon einmal den Ausspruch gehört, der Glaube könne Berge versetzen. Vielleicht hat es der eine oder die andere sogar schon selbst erlebt. Trotzdem ist es wirklich erstaunlich zu sehen, wie groß die Kraft der Gedanken in Gesundheitsfragen ist. Allein die Überzeugung, gesund zu sein, trägt wesentlich zur Gesundheit bei. Wissenschaftler haben außerdem nachgewiesen, dass es glücklich macht, sich regelmäßig vor Augen zu führen, wie glücklich man ist (Rotter 1966; Achor 2011; Ferriss 2017).

Diesen Effekt der positiven Verstärkung kann man auch dafür nutzen, den eigenen Geist sozusagen darauf zu programmieren, gesund zu sein: Ist man dankbar und glücklich dafür, gesund zu sein, erhöht sich auch die Wahrscheinlichkeit für einen guten Gesundheitszustand (Achor 2011).

Sich auf die einfachen Dinge zu fokussieren und bewusst Dankbarkeit zu empfinden angesichts dessen, was man hat – seien es eine gesunde und glückliche Familie, das Dach über dem Kopf, ein erfüllendes Hobby, gutes und gesundes Essen etc. –, löst ein inneres Glücksgefühl aus. Das wiederum baut Stress ab und versetzt uns in einen Zustand größerer Entspannung. Denn der Körper schüttet dabei Hormone und andere Botenstoffe aus, die sich positiv auf unsere Emotionen auswirken, unser Immunsystem stärken und uns damit psychisch und physisch resilienter, also widerstandsfähiger machen. Der Psychologe Martin Seligman erforschte als einer der Ersten die positiven Auswirkungen der Dankbarkeitspraxis in Form eines Dankbarkeitstagebuchs. Bei denjenigen Studienteilnehmern, die jeden Tag Dinge notierten, für die sie dankbar gewesen waren, ließen sich ein höheres Wohlbefinden, weniger Stresshormone, besserer Schlaf, höhere Leistungsfähigkeit, weniger Depressivität u. a. feststellen (Peterson und Seligman 2004).

Jungbrunnentipp: Mit Dankbarkeit zu mehr Wohlbefinden

Schreiben Sie jeden Abend, am besten unmittelbar vor dem Schlafengehen, drei Dinge auf, für die Sie dankbar sind. Anfangs mag es schwerfallen, aber es reichen einfache Dinge, wie z. B., dass jemand Sie nett angelächelt hat, das Essen schmeckte, Sie Ihre Arbeit passabel erledigt haben etc. Nehmen Sie ein beliebiges Notizbuch, schreiben Sie darauf «Dankbarkeitstagebuch» und legen Sie los. Sie werden staunen, wie es Sie mit der Zeit viel glücklicher macht!

Dankbarkeit und das Bestreben, Glück zu empfinden, sind Prozesse, die sowohl auf intellektueller als auch auf emotionaler Ebene ablaufen und sich körperlich auswirken. So erklärt sich auch, dass der sogenannte Placeboeffekt bei Medikamentenstudien nicht nur auf bloßer Einbildung beruht. Die Versuchspersonen reden es sich also nicht nur ein, dass es ihnen bessergeht, sondern es lassen sich tatsächlich reale Auswirkungen finden: Bei der Einnahme eines Placebos werden Stoffe im Gehirn produziert, die zum Teil genauso stark wirken können, als wäre tatsächlich das Medikament *mit* Wirkstoff eingenommen worden. Ein ähnlicher Mechanismus kommt zum Tragen, wenn man dankbar und glücklich ist, gesund zu sein: Im Gehirn werden chemische Stoffe gebildet, die zum allgemeinen Wohlbefinden und zu einem guten Gesundheitszustand beitragen (Greenberg 2018).

Überspitzt formuliert könnte man sagen: Gesundheit entsteht und entscheidet sich auch im Kopf.

Was hat die Einstellung mit Körper und Geist zu tun?

Dass Körper und Geist untrennbar miteinander verbunden sind und aufeinander einwirken, ist keine neue Erkenntnis. In den asiatischen Heilkunden Ayurveda und TCM (Traditionelle Chinesische Medizin) ist dieses Wissen ein zentraler Pfeiler der Behandlung. In unserer modernen westlichen Medizin hat sich jedoch eine andere Sichtweise verselbständigt und in den Köpfen festgesetzt: Hier herrscht noch immer die Vorstellung, dass Körper und Geist in zwei voneinander getrennten Sphären existieren.

Erst seit Ende des 20. Jahrhunderts wird diese weltanschauliche Idee wieder verstärkt in Frage gestellt. Eine Entwicklung, dank der sich u. a. seit Anfang der 1990er Jahre auch die Psychosomatik als ganzheitliche Krankheitslehre etablieren konnte. Inzwischen bemüht sich die Forschung intensiv darum, die entstandenen Forschungslücken zu schließen. Und dabei finden sie immer mehr Belege für die Einheit von Körper und Geist. Auch in diesem Buch wird diese Einheit vorausgesetzt: Alles steht mit allem in Verbindung.

Wenn man nur genau genug hinschaut, kann man in vielen Bereichen erkennen, wie eng unser körperliches Befinden und unsere mentale Verfassung miteinander verwoben sind. Besonders faszinierend finde ich allerdings, wie man vor diesem Hintergrund auch die Wirkweise von Medikamenten – oder von Nahrungsergänzungsmitteln sowie Heilkräutern und letztlich von Lebensmitteln allgemein – nachvollziehen kann: Sie lässt sich nämlich immer zu einem gewissen Maß auf den bereits erwähnten Placeboeffekt zurückführen. Und zwar nicht nur bei Placebos, sondern eben auch bei pharmazeutischen Wirkstoffen. Selbst wenn das nur ein Teil der Erklärung ist, sollten wir das immer mit Hinterkopf behalten.

Aus der Psychologie wissen wir: Wie wir mit Notlagen

und Krisen umgehen, ist mitentscheidend dafür, wie sehr sie uns zusetzen. Stirbt ein Elternteil, wird die Ehe geschieden, geht das Geschäft bankrott – solche (extrem) belastenden Situationen rufen seelische Verletzungen hervor. Und wie ein Herzinfarkt oder ein Oberschenkelhalsbruch gehören sie entsprechend behandelt. Es ist kein Geheimnis: Wenn wir uns belastenden oder gar traumatischen Erfahrungen nicht stellen, um sie angemessen zu verarbeiten und zu bewältigen, können sie langfristige psychische, aber auch körperliche Symptome nach sich ziehen.

Der Einfluss der Psyche bleibt also nicht auf sich selbst beschränkt, sondern erstreckt sich bis auf die körperliche Ebene: Wenn man die Mechanismen kennt und zu nutzen weiß, kann man allein mit der Kraft der Gedanken sogar das Immunsystem mobilisieren und Krankheitserreger abwehren. Der international als *The Iceman* (Der Eismann) bekannt gewordene Niederländer Wim Hof hat es darin zu einer Perfektion gebracht, die selbst in Wissenschaftskreisen für Staunen sorgt.

Die Grundlage für seine erstaunlichen Fähigkeiten bildet die Kombination aus einem systematischen Kältetraining mit speziellen Atem- und Meditationsübungen, die inzwischen als Wim-Hof-Methode (kurz WHM) bekannt ist. Dank ihr kann Wim Hof nachweislich sein autonomes Nervensystem willentlich beeinflussen. Weil das eigentlich ein Ding der Unmöglichkeit ist, hat die Methode nicht nur die Neugier der Öffentlichkeit geweckt, sondern auch etliche Wissenschaftlerinnen und Mediziner auf den Plan gerufen. Ein Team der Wayne State University in Detroit, Michigan, hat Wim Hof 2017 aufwendig untersucht, um dem Geheimnis auf die Spur zu kommen. Als Kontrollgruppe dienten zehn Männer und zehn Frauen, die nicht die Wim-Hof-Methode beherrschten.

Was die veröffentlichte Studie offenbart, ist so verblüffend wie ernüchternd: Einerseits ließen sich absolut keine körperlichen Besonderheiten beim *Iceman* ausmachen. Andererseits konnte man trotzdem mit Hilfe bildgebender Verfahren nachverfolgen, wie er – und niemand sonst in der Kontrollgruppe – bestimmte Hirnareale aktivierte und dadurch Zugriff auf sein Immunsystem hatte, das normalerweise völlig ohne unser Zutun funktioniert (Muzik, Reilly und Diwadkar 2018; mehr dazu im folgenden Kasten).

Das Fazit der Studie ist eindeutig: Es ist zwar absolut ungewöhnlich, aber offensichtlich prinzipiell möglich, bewusst in eigentlich autonome Körperfunktionen einzugreifen.

Exkurs: Gesundheit als Ergebnis extremer Willensanstrengung

Fragen Sie sich jetzt auch: Wie schafft dieser Wim Hof das nur? Die Antwort ist gar nicht mal so kompliziert: Seine Methode ruht auf drei Pfeilern: 1. eine spezielle Atemtechnik, 2. die Gewöhnung des Körpers an extreme Kälte sowie 3. Willensstärke bzw. Fokussierung, womit im Grunde nichts anderes als die Kraft der Gedanken gemeint ist (Hof und de Jong 2018).

Bei genauerer Betrachtung wird deutlich, dass Hofs Methode eine Weiterentwicklung bzw. Kombination anderer Techniken darstellt. Die Grundlage bildet eine buddhistische Meditationspraxis namens *Tummo*. Kurz gesagt, zielt sie darauf ab, Körperenergie in Wärme umzuwandeln und anschließend von innen nach außen zu lenken. Einerseits wird dazu die Körpertemperatur willentlich erhöht, um eine gewisse Kälteresistenz zu erreichen, andererseits werden negative Gedanken und Gefühle sozusagen bewusst «verbrannt». Stoßweises tiefes Atmen wechselt sich dabei mit längerem Luftanhalten ab – was bei Wim Hof zu einer Art kontrollierter Hyperventilation wird.

Eine Studie aus dem Jahr 2014 zeichnet nach, dass Hof hierdurch bewusst eine Art Kettenreaktion in Gang setzen kann, um Entzündungen zu bekämpfen: Weil sich u. a. der Puls erhöht und zusätzlich Adrenalin ausgeschüttet wird, springt quasi per Knopfdruck sein Immunsystem an. Um das zu überprüfen, spritzte ihm ein Team um Prof. Peter Pickkers an der Radboud-Universität Nijmegen sogenannte Endotoxine. Unterstützt von Meditations- und Atemübungen, brauchte Hofs Körper gerade einmal zehn Minuten, um diese bakteriellen Giftstoffe schachmatt zu setzen. Man muss nicht Medizin studiert haben, um zu erahnen, welche enorme Leistung des Körpers dahintersteckt. Erst recht im Vergleich zu den drei bis vier Stunden, die sich freiwillige Versuchspersonen in entsprechenden Versuchssituationen mit Symptomen wie Fieber, Schüttelfrost, Kopfschmerzen etc. herumschlagen (Kox u. a. 2014).

Das Kältetraining in eisigem Wasser ist ohne Frage der Teil der Wim-Hof-Methode, der am meisten Überwindung und Selbstdisziplin abverlangt. Es setzt gezielt auf körperlicher Ebene an und erinnert dabei ein wenig an eine Therapieform, die vielen bekannt vorkommen dürfte: Ob beim Wassertreten und Wechselduschen nach Sebastian Kneipp oder beim Eisbaden à la Hof – das kalte Wasser trainiert die Gefäße und das Immunsystem gleichermaßen. Mit einem enormen Nutzen für die Abwehrkräfte und die Gesundheit.

Aus dieser Erkenntnis hat sich – unabhängig von Hof – die sogenannte Kryotherapie, entwickelt, eine spezielle

Kältetherapie. Sie reicht von Kälteanwendungen wie Eisumschlägen bei Entzündungen bis hin zu Kältekammern, in denen ein Patient für wenige Minuten einer Temperatur von unter −100 °C ausgesetzt wird. Diese Therapie trägt zu einer Entzündungshemmung und Abschwellung bei. Sie kann z. B. eingesetzt werden bei schmerzhaften Muskelverhärtungen, Rheuma, aktivierter Arthrose und Schleimbeutelentzündungen – und kann deutlich dazu beitragen, die Heilungsgeschwindigkeit und Lebensqualität zu verbessern.

Neu sind bei der Wim-Hof-Methode also weniger die einzelnen Bestandteile an sich als ihre Verknüpfung sowie vor allem deren konsequente Umsetzung. Aus Sicht der Wissenschaft ist klar: Die Methode funktioniert. Sollte Sie der Gedanke an freiwilliges Hyperventilieren und regelmäßiges Eisbaden trotzdem abschrecken, ist das nur verständlich – aber was spricht dagegen, einfach in kleineren Dimensionen zu denken? Morgens eine kalte Dusche oder Wechseldusche, sich beim Schwimmbadbesuch überwinden, in das kalte Becken zu gehen – wahrscheinlich wird der Nutzen nicht so groß sein wie bei Wim Hof, aber auf die Dauer werden sich diese kleinen Verhaltensänderungen doch positiv auf Ihr Immunsystem auswirken.

Zugegeben, was Wim Hof uns vormacht, ist nicht nur unerreicht, sondern für die meisten von uns eben auch unerreichbar. Denn so viel eiserne Disziplin muss man erst einmal aufbringen. Man kann aber trotzdem viel von ihm lernen und für sich selbst nutzen. Allem voran steht die Erkenntnis, dass unser Immunsystem für Impulse und Anreize von außen mehr als empfänglich ist. Das heißt: Die allermeisten von uns werden zwar vermutlich nie in der Lage sein, ihre Abwehrkräfte nach Belieben anzuschalten. Trotzdem steht uns immer noch die Möglichkeit offen, sie dank unserer inneren Einstellung maßgeblich in ihrer Leistungsfähigkeit zu unterstützen.

Wie Sie sich vorstellen können, funktioniert diese «Hebelwirkung» in vergleichbarer Weise für alle Systeme des menschlichen Körpers, z. B. für den Herz-Kreislauf, die Atmung, die Verdauung und den Bewegungsapparat, um nur einige zu nennen. Die Frage ist also nicht, wo man den Hebel ansetzen kann. Denn ob es sich dabei um langfristige Strategien oder leicht umzusetzende Alltagstipps handelt – in ausnahmslos jedem Bereich existieren zuhauf entsprechende Andockstellen. Und hier kommt die gute Nachricht: Niemand weiß besser, was Sie brauchen, als Sie selbst bzw. Ihr Körper. Sie müssen ihn nur fragen!

Achtsamkeit – was ist das?

Wir wissen alle, dass wir etwas (mehr) für die eigene Gesundheit tun sollten und was dafür zuträglich wäre. Doch meistens schieben wir diese Erkenntnis vor uns her, bis der Körper mehr oder weniger deutlich Alarm schlägt. Dann lenken wir ein und essen gesünder, gehen häufiger an die frische Luft, schlafen mehr. Dieses Verhalten hält aber oft genug nur so lange vor, bis wir wieder gesund sind – und dann fallen wir in alte, weniger gesunde Verhaltensweisen zurück.

Dabei ist es viel effektiver, unsere Gesundheit ständig im Blick zu behalten, gesunde Routinen zu entwickeln und so idealerweise frühzeitig zu erkennen, wo Handlungsbedarf besteht. Vorbeugen statt Heilen.

Das geht aber nur, wenn man gelernt hat, auf die Anzeichen des Körpers zu achten und sie entsprechend zu lesen.

Die Aufmerksamkeit auf die eigene Gesundheit zu richten, wenn sie noch reibungslos und damit in aller Regel unbemerkt «funktioniert», kann eine Herausforderung sein. Denn dafür muss man lernen, Wahrnehmung und Bewusstsein nach innen zu lenken.

Wie wichtig diese Fähigkeit ist – und dass diese Bedeutsamkeit zunehmend ins Bewusstsein der Menschen rückt –, erkennt man auch daran, dass Achtsamkeits- bzw. Mindfulness-Techniken in Deutschland Konjunktur haben. Und diese Popularität genießen sie nicht ohne Grund: Sogenannte Metastudien – also Studien, die alle existierenden Studien zu einem Thema überblicksartig zusammenfassen und auswerten – belegen die Effekte von Achtsamkeit bzw. Mindfulness: Wer achtsam für sich und seine Umwelt durchs Leben geht, stärkt sowohl den Körper als auch den Geist und ist deutlich seltener krank (Brown und Ryan 2003; Davis und Hayes 2011; Eberth und Sedlmeier 2012; Grossman, Niemann, Schmidt und Walach 2004; Chin u. a. 2019).

Aber was versteht man eigentlich genau unter diesen Begriffen? Mindfulness wird als Geisteszustand beschrieben, in dem wir unsere Umwelt, unseren Körper und unsere Gefühle wach, aufmerksam und klar wahrnehmen – ohne uns von Gedanken ablenken zu lassen oder das Wahrgenommene zu bewerten.

Tatsächlich ist Achtsamkeit im Grunde eines der wenigen Felder, in dem wir nichts falsch machen können und mit negativen Konsequenzen rechnen müssen. Während zu viel Sport beispielsweise den Bewegungsapparat belasten kann, gibt es keinen Punkt, ab dem zu viel Achtsamkeit sich negativ auswirkt (Förster 2015) – im Gegenteil, für unsere Thema, die Prävention, ist sie ein wichtiger Bestandteil.

Machen wir das an einem Beispiel fest: Bei vielen Menschen, die über Knieschmerzen klagen, lässt sich eine Knie- oder Fußfehlstellung feststellen, die den Betroffenen selbst nicht bewusst war – bis Beschwerden auftraten. Als Konsequenz wird das Gelenk nicht so belastet, wie es anatomisch vorgesehen ist. Und das kann über die Jahre oder gegebenenfalls Jahrzehnte u. a. zu einer übermäßigen Abnutzung des Knorpels und letztlich zu Knieschmerzen führen. Dasselbe lässt sich häufig bei Hüft- und Schultergelenken beobachten. Es gibt heute etliche Menschen, deren Hüften und Knie ihre Funktionalität infolge von erhöhtem Verschleiß oder jahrelangen Entzündungen eingebüßt haben und denen als letztmögliche Maßnahme künstliche Gelenke eingesetzt werden.

So segensreich der medizinische Fortschritt in all diesen Fällen für die Einzelnen ist – idealerweise wären solche Operationen gar nicht erst nötig geworden. Entwickelt man ein Bewusstsein dafür, wie man richtig läuft, beobachtet man seinen Körper genau und zieht ggf. (auch prophylaktisch) eine Orthopädin oder einen Sportmediziner zu Rate, lassen sich Abnutzungserscheinungen z. B. durch präventive Übungen in einem Rahmen halten, die operative Eingriffe im besten Fall unnötig machen.

Vergleichbar dazu trägt häufiges Sitzen vor dem Computer zu einer Fehlhaltung bei, die als Rundrücken bekannt ist: Während die Arbeit am Bildschirm die gesamte Aufmerksamkeit auf sich zieht, sackt der Körper in eine fast regungslose Position, in der sich die Brustmuskulatur verkürzt, die Schultern nach vorn fallen und das Kinn nach vorn-unten gestreckt wird. Die natürliche Krümmung der Brustwirbelsäule wird dabei unnatürlich verstärkt – was bei dauerhafter Fehlbelastung in Haltungsschäden und Schmerzen münden kann. Dem können Sie aktiv entgegenwirken, indem Sie immer wieder achtsam Ihre Körperhaltung überprüfen, bei der

Arbeit innehalten und dadurch womöglich einer falschen Sitzhaltung auf die Spur kommen. Nur so ist es möglich, eine gesündere Position zu etablieren bzw. der ungesunden mit gezielten Übungen entgegenzuwirken. Im Kapitel «Faktor 3: Bewegung» kommen wir ausführlicher darauf zu sprechen. Vorab können Sie sich aber schon einmal merken: Die nächste Haltung ist die beste! Versuchen Sie, nicht in ein und derselben Haltung zu verharren, sondern möglichst häufig die Sitzposition zu verändern und sich immer wieder durch Achtsamkeit darauf zu fokussieren. Wer bewusst in den eigenen Körper hineinhört, kommt falschen Gewohnheiten schneller auf die Schliche.

Achtsamkeit als erster Schritt zu mehr Gesundheit

Das alles hört sich einfacher an, als es ist, denn wir Menschen sind, wie es der Volksmund so schön ausdrückt, «Gewohnheitstiere». Und solche ungesunden Routinen haben sich häufig über lange Zeit eingeschliffen. Dennoch lohnt es sich, seines Körpers bewusst zu sein: Achtsamkeit ist das A&O, um Ihre Gesundheit zu erhalten und Krankheiten möglichst im Keim zu ersticken.

In der Tat zeigen Forschungen, dass uns die Dinge, die wir bewusst machen, wesentlich besser gelingen. Das gilt ausnahmslos für alle Tätigkeiten: Ob wir unseren Alltag organisieren, innovative Forschung betreiben, kreativ tätig sind – das Ergebnis ist immer wesentlich besser, wenn wir uns diesen Dingen bewusst widmen (Förster 2015). Da verwundert es nicht, dass Achtsamkeit auch innerhalb der Jungbrunnenformel eine wichtige Rolle spielt.

Zugegeben, man kann es auch hier übertreiben: Bei überlernten oder sehr komplexen Bewegungsmustern, die wir automatisiert haben, kann Achtsamkeit bzw. zu viel Selbstaufmerksamkeit auch kontraproduktiv sein. Sie kennen das vielleicht selbst: Wenn Sie jemandem erklären wollen, wie man jongliert, und versuchen, das nachzuvollziehen, klappt auf einmal gar nichts mehr. Oder Sie wollen am Berg anfahren, denken darüber nach, wie man dabei vorgehen muss, und würgen – zum ersten Mal in Ihrem Leben – den Motor ab.

Aber trotzdem gilt: Bei Bewegungsroutinen im Alltag und beim Sport kann Achtsamkeit positiv zum Tragen kommen: Einerseits, indem wir uns bewusst machen, wo wir in unseren alltäglichen Abläufen Bewegung integrieren können (z. B. zum Kollegen ein Stockwerk höher gehen, anstatt ihn anzurufen) oder indem wir durch achtsame Eigenbeobachtung eventuell falsche Bewegungen und Haltungen bemerken, um sie anschließend korrigieren zu können. Andererseits, indem wir uns beim konkreten Training eventuelle muskuläre Dysbalancen, wie sie beinahe jeder durch einseitige Beanspruchung hat, bewusst machen und gezielt bekämpfen. Vom Standpunkt eines gesunden Bewegungsapparates gilt bei einem ausgewogenen Training das Prinzip, die starken Muskeln weniger zu trainieren und die schwächeren Muskeln stärker zu trainieren, um zu einem gesunden Gleichgewicht zu gelangen.

Exkurs: Dank Achtsamkeit zu einem gesunden Muskelgleichgewicht
Bei meinem 75-jährigen Vater, der immer sportlich war und seit über 10 Jahren regelmäßig ins Fitnessstudio geht, standen Bauch- und Rückenmuskulatur zu Beginn wie bei vielen Menschen in einem ungünstigen Verhältnis zueinander. Dank eines bewussten Trainings hat er aber zügig wieder eine Balance herstellen können. Und das ist nicht nur für ihn selbst spürbar,

sondern auch messbar und für andere an seiner Körperhaltung deutlich erkennbar.

Das genaue Gegenteil kann man häufig bei Leistungssportlerinnen und -sportlern beobachten. Schwimmerinnen, Läufer und Tennisspielerinnen – sie alle laufen Gefahr, sich einseitig zu belasten. Und dadurch erhöht sich automatisch das Verletzungsrisiko. Diese Tatsache hat sich sogar schon als Bezeichnung der entsprechenden Krankheitssymptome in den allgemeinen Sprachgebrauch geschlichen, wenn von «Schwimmerschulter», «Läuferknie» oder «Tennisarm» die Rede ist. Gerade im Sport bewahrheitet sich: «Gewusst wie» schlägt «Viel hilft viel». Trainiert man ausgewogen und im Bewusstsein für das Gleichgewicht im Körper, verhindert man Schmerzen, Verletzungen und Folgeerkrankungen. Ob auf professioneller Ebene oder beim Freizeitsport.

Bewusstsein ist entscheidend für alle Facetten unserer Gesundheit, weil es der Ausgangspunkt für Veränderungen ist: Sie ist die Vorstufe zur Einstellungsänderung, bei der bewusst eine Entscheidung getroffen wird. Hier manifestiert sich das Sein als Kehrseite vom Tun, wie es in den asiatischen Denktraditionen als zentraler Gedanke verankert ist und seinen Ausdruck im Meditieren findet.

Wir in der westlichen Welt hingegen sind in der Regel sehr leistungsorientiert und glauben, immerzu viel tun zu müssen, um etwas zu erreichen. So könnte man vermuten, es sei nötig, für eine gute Gesundheit unermüdlichen Einsatz zu zeigen. Doch auch hier gilt: Die Pause gehört genauso zum Rhythmus. Natürlich müssen wir uns Wissen aneignen und dieses Wissen in möglichst gesunde Verhaltensweisen münden lassen: Doch genauso wichtig ist, bewusst zu *sein*. Achtsam mit sich und seinem Körper umzugehen. Seine Signale wahrzunehmen und zu deuten. Sich Raum zu geben für Ruhe und Pausen. Eine positive, gelassene Haltung dem Leben gegenüber einzunehmen. Dadurch entzieht man sich dem Stress des ständigen Tuns, dem Leistungsdruck, dem Gedanken, immer alles richtig machen zu müssen.

Jungbrunnentipps für mehr Achtsamkeit im Alltag

Tipp 1: Nehmen Sie sich Zeit für Pausen!
Wer kennt es nicht: Bei dem ständigen Spagat zwischen beruflichem Alltag und privaten Verpflichtungen kann schon mal das Gefühl aufkommen, dass die 24 Stunden des Tages hinten und vorne nicht reichen. Das lässt uns häufig einen folgenschweren Fehler begehen: Wir sparen Zeit ein, wo es uns am einfachsten erscheint – bei den Pausen.
Dabei braucht unser Körper (und unsere Seele!) regelmäßige Ruhephasen. Jeder Belastung sollte eine Entlastung folgen, um einer Überlastung und daraus resultierenden Schäden vorzubeugen. Dabei ist die Länge der Pause nicht so entscheidend. Achten Sie lieber darauf, dass sie eine echte Alternative zu dem ist, was Sie gerade tun. Wer am Bildschirm arbeitet, sollte regelmäßig abwechselnd in die Ferne schauen und die Augen schließen, um den Sehmuskel zu entlasten. Wem der Kopf vom konzentrierten Arbeiten raucht, wird nach fünf Minuten am offenen Fenster wieder auf neue Ideen kommen. Und nach einem langen Arbeitstag darf man sich ruhig eine kurze Auszeit gönnen, um in aller Ruhe zu Hause anzukommen, bevor Wäsche, Steuer-

erklärung oder die Hausaufgaben der Kinder dran
sind.

Denken Sie gerade reflexhaft: «Schön wär's, wenn
ich die Zeit dafür hätte.» Dann lege ich Ihnen einen
klugen Satz des Naturheilkundlers Sebastian Kneipp
(1821–1897) ans Herz: «Wer keine Zeit für seine Gesundheit hat, wird später viel Zeit für seine Krankheiten brauchen.»

Tipp 2: Kontrollieren Sie regelmäßig Ihre Körper-
haltung!

Gewöhnen Sie sich an, immer mal wieder auf Ihre Haltung zu achten. Weil das ungewohnt ist, vergisst man
das schnell. Deswegen empfehle ich Ihnen, sich am
Anfang mit einer Gedächtnisstütze daran zu erinnern.
Das kann ein Klebezettel am Computerbildschirm
sein, der Wecker des Mobiltelefons oder die Eieruhr
auf dem Couchtisch. Wetten, dass Sie diesen «Knoten
im Taschentuch» innerhalb kürzester Zeit nicht mehr
brauchen? Es geht einem schnell in Fleisch und Blut
über, regelmäßig die hängenden Schultern nach hinten
zu ziehen oder den Rücken zu strecken. Erst recht,
wenn man merkt, wie gut das tut. Veränderungen in
der Körperhaltung können sich wiederum auf die Psyche auswirken: Das bezeichnet man als Embodiment.
Sie wollen sich selbstbewusster und tatkräftiger fühlen? Stellen Sie sich aufrecht hin, Brust raus, trommeln
Sie vielleicht sogar wie ein Gorilla mit den Fäusten auf
die Brust. Keine Angst, Sie können es ja alleine im Büro
machen, außer Ihnen bekommt es keiner mit ...

Tipp 3: Entwickeln Sie eine Sensibilität für die Rück-
meldungen Ihres Körpers!

Unser Körper sagt uns häufiger, als wir denken, wie es ihm gerade geht und was wir für ihn tun können. Nur haben wir gelernt, das zu ignorieren bzw. anderen Dingen mehr Beachtung zu schenken – weil sie vermeintlich wichtiger sind oder einfach unsere Aufmerksamkeit fesseln. Hand aufs Herz, wie oft haben Sie erst getrunken, wenn brennender Durst Sie überfällt? Und wie oft sind Sie vor dem Fernseher sitzen geblieben, obwohl Ihnen zwischendurch immer wieder die Augen zufielen? Tun Sie sich selbst den Gefallen und lernen Sie, Ihrem Körper wieder zuzuhören! Ich verspreche Ihnen, er wird es Ihnen danken.

Das Beste daran ist: Der Aufwand ist zwar gering, der Effekt dafür aber umso größer! Denn Sie müssen sich gar nicht durch die gesammelte Ratgeberliteratur lesen oder Kurse in Meditationstechniken und Achtsamkeitsmethoden belegen. Zumindest für den Anfang genügt es völlig, über den Tag verteilt immer mal wieder innezuhalten, um in den Körper hineinzuhorchen und die eigenen Bedürfnisse wahrzunehmen. Habe ich Durst? Hunger? Muss ich mich mal strecken? Sollte ich mit einem Nickerchen neue Kraft tanken? Habe ich das Bedürfnis, tief Luft zu holen? Brauche ich ein wenig Ruhe vom Trubel, und muss mich kurz zurückziehen? Habe ich das Bedürfnis, mich mit jemandem auszutauschen? Wie Sie sehen, lässt sich die Achtsamkeit auf alle Faktoren der Jungbrunnenformel richten. Und sie alle profitieren davon, gehört zu werden.

Von der Achtsamkeit zur Einstellungsänderung

Es ist uns zwar häufig gar nicht so bewusst, aber wie wir Personen, gesellschaftliche Gruppen, Sachverhalte und Situationen bewerten, legt die Grundlage dafür, wie wir auf sie reagieren. Das heißt, diese jeweiligen Einstellungen haben eine konkrete Auswirkung auf unser Verhalten. Wer sich dessen bewusst ist, kann das für sich nutzen.

In der Psychologie spricht man in diesem Zusammenhang von der selbsterfüllenden Prophezeiung: Vereinfacht gesagt, erhöht sich allein durch die Erwartung, dass ein Ereignis eintritt, auch die Wahrscheinlichkeit dafür, dass es tatsächlich passiert – im Positiven wie im Negativen: Wenn ich z. B. mit der Erwartungshaltung an einen Vortrag gehe, dass ich ihn souverän meistern werde, erhöhe ich genau dafür die Chance. Gehe ich indes mit der Einstellung auf das Podium, dass ich mich bestimmt verhaspeln werde, steigert das meine Nervosität – und es ist wahrscheinlicher, dass ich tatsächlich den Faden verliere.

Das lässt sich eins zu eins auf unser Mindset – also unsere persönlichen Einstellungen und Denkweisen – beziehen: Unsere Gedanken können sich ohne jedes weitere Zutun auf die körperliche Gesundheit auswirken. Am Beispiel des Placeboeffektes haben wir das bereits thematisiert (siehe S. 38). Auch wenn wir alle in unterschiedlichem Maße darauf ansprechen, lässt sich eines generell festhalten: Allein der Glaube an die Wirksamkeit einer Arznei oder Therapie löst – in Verbindung mit der Zuwendung durch medizinisches Fachpersonal – eine körperliche Reaktion aus. Es gibt sogar US-amerikanische Studien, denen zufolge alle getesteten Schmerzmittel nur zu 9 Prozent dank des Wirkstoffs wirken, die restlichen 91 Prozent verdanken sich dem Placeboeffekt (Greenberg 2018).

Um es mit einem Augenzwinkern zu formulieren: Der Glaube versetzt nicht nur Berge, sondern beschert uns auch Nebenwirkungen – und zwar die von der allerbesten Sorte.

Für andere Bereiche konnte ebenfalls ein Zusammenhang zwischen Gedanken und Gesundheitszustand gezeigt werden: In einer US-amerikanischen Studie hatte man Zimmermädchen gesagt, ihre Arbeit käme einem Fitnesstraining gleich. Nach vier Wochen wiesen sie daraufhin deutlich bessere Gesundheitswerte auf als die Kontrollgruppe, die diese Information nicht bekommen hatte (vgl. Crum und Langer 2007).

Ähnliches kann ich auch von meiner eigenen Arbeit berichten: Bei einem Experiment meiner Forschungsgruppe an der Jacobs University haben wir ältere Menschen mit Hilfe kurzer Texte von wenigen Minuten Lesezeit mit gegensätzlichen Hypothesen zu Intelligenz und Leistungsfähigkeit im Alter konfrontiert. Während wir einer von drei Gruppen sagten, Scharfsinn, Auffassungsgabe und die Fähigkeit zur Problemlösung nähmen im Alter zu, behaupteten wir einer zweiten gegenüber, diese Kompetenzen nähmen in der zweiten Lebenshälfte ab. Die Kontrollgruppe ging unvoreingenommen in das Experiment. Im Anschluss daran hatten alle Freiwilligen die Aufgabe, in Vierergruppen innerhalb einer Stunde innovative Lösungen für vorgegebene Probleme zu entwickeln.

Die Ergebnisse sprechen für sich: Im Vergleich zu der neutralen Kontrollgruppe ohne vorherige Einflussnahme kam die Gruppe mit der negativen Vorannahme auf gerade mal die Hälfte der Ideen, während die Viererteams mit der positiven Vorannahme doppelt so viele Ideen vorweisen konnten – ein Leistungsunterschied von 400 Prozent! Doch nicht nur bei der Quantität ergaben sich eklatante Unterschiede, auch die von externen Gutachterinnen und Gutachtern beurteilte Qualität korrelierte mit der jeweiligen Vorannahme (Eckhoff 2013).

Bei einer weiteren Studie hat man älteren Post-Mitarbeiterinnen und Mitarbeitern gesagt, sie bräuchten für einen typischen Arbeitsvorgang dank ihrer Erfahrung weniger Zeit als die durchschnittlichen 7 Minuten. Die anschließenden Messungen zeigten, dass sie tatsächlich nur 4 Minuten und damit 40 Prozent weniger Zeit brauchten. Statt des Mindsets «Wir sind älter und brauchen deswegen länger» kam das Mindset «Wir sind älter, haben daher mehr Erfahrung und können dadurch schneller arbeiten» zum Tragen (Kirchner, Völker und Bock 2015).

Auch in der Industrie hat man den Effekt von Einstellungsveränderungen erkannt und wie wichtig ein positives Mindset für Mitarbeiterinnen und Mitarbeiter ist: Der Autohersteller Daimler entschied sich beispielsweise gegen eine Fertigungslinie, die speziell auf die vermeintlichen Bedürfnisse ihrer älteren Belegschaftsangehörigen ausgerichtet gewesen wäre. Die Entscheidung fiel, weil man erkannte, dass man dadurch den Alterungsprozess derjenigen, die man «schonen» wollte, nur beschleunigen würde. Denken Sie nur daran, wie dünn ein Bein aussieht, nachdem es mehrere Wochen eingegipst war: Durch die geringe Beanspruchung verkümmern die Muskeln bereits nach kurzer Zeit, und es dauert, bis sie wieder aufgebaut sind. Der Volksmund umschreibt das sehr bildhaft: «Wer rastet, der rostet.»

Forderung – ohne Überforderung – lautet bei Daimler die Devise. Jung und Alt arbeiten wie gehabt nebeneinander. Geändert hat sich allerdings die besondere Wertschätzung der sogenannten Silver Worker, bei denen inzwischen ausschließlich auf ihre Erfahrung und nicht mehr auf ihr Alter abgehoben wird. Im selben Zuge wurde die Kommunikation im gesamten Daimler-Konzern entsprechend umgestellt, und die Ergebnisse können sich sehen lassen: Auch dank dieses neuen (Selbst-)Verständnisses können die fraglichen Mitarbeiterinnen und Mitarbeiter locker mit den jüngeren mithalten und legen sogar eine höhere Leistungsfähigkeit an den Tag als zuvor. Das Daimler-Werk in Bremen, das mit ca. 12 500 Mitarbeiterinnen und Mitarbeitern das größte im Konzern ist, hat nicht nur den höchsten Altersdurchschnitt, sondern auch die höchste Produktivität in der Automobilindustrie (Voelpel 2016).

Vor diesem Hintergrund wird deutlich, dass ein negatives Mindset nicht nur unsere Stimmung und damit unser Wohlbefinden beeinträchtigen kann, sondern auch unser Selbstvertrauen und unsere Arbeitsleistung.

Es wirkt sich darüber hinaus auch ganz konkret gesundheitsschädlich aus, indem es etwa das Immunsystem belastet. Das bedeutet allerdings im Umkehrschluss nicht, dass wir ungute Emotionen ignorieren oder unterdrücken sollten – denn auch die Verdrängung negativer Gefühle kann negative Folgen für die Gesundheit haben, wie wir u. a. aus der psychologischen Forschung wissen (vgl. auch Mund und Mitte 2012). Beidem, Positivem wie Negativem, muss Raum gegeben werden, doch die Fokussierung auf das Positive schlägt sich eindeutig auf der Habenseite unseres Gesundheitskontos nieder.

Jungbrunnentipps, mit denen die Einstellungsänderung gelingt

Tipp 1: Machen Sie sich Ihre Einstellungen bewusst!
Auch wenn unsere Einstellungen unser Verhalten
maßgeblich beeinflussen, erleben wir sie in der Regel
unbewusst. Dadurch entsteht leicht der Eindruck, wir
wären ihnen mehr oder weniger ausgeliefert. Auch
wenn das natürlich nicht stimmt, macht es deutlich:
Eine Einstellungsänderung funktioniert nicht ohne
vorherige Bestandsaufnahme. Fragen Sie sich: Wie
denke ich über mich? Welchen Glaubenssätzen folge
ich? Welche Einstellung habe ich zu den Dingen?
Denn erst wenn wir wissen, woher bestimmte Vorstellungen und Verhaltensweise kommen, können wir erkennen und entscheiden: 1. Was wollen wir verbessern?
2. Warum? Und 3. Wie?

Tipp 2: Formulieren Sie die angestrebte Einstellungsänderung möglichst konkret!
Je genauer wir unsere Ziele definieren, desto einfacher
ist es, Mittel und Wege zu finden, um sie auch zu erreichen. Ein pauschales «Ich möchte gesünder leben» ist
der schnellste Weg in die Überforderung. Vielleicht hilft
es Ihnen, wenn Sie für die Formulierung Ihres Ziels die
Smart-Formel verwenden: Ihr Ziel sollte *s = spezifisch*
sein, z. B.: «Ich will ab heute jede Woche zweimal eine
Dreiviertelstunde schwimmen gehen, um wieder mehr
Kondition zu bekommen und meinen Rücken zu entlasten.» Außerdem muss es *m = messbar* sein: An was
erkennen Sie, dass Sie Ihren Vorsatz umsetzen? Dann
sollte es *a = attraktiv* sein: Was daran ist reizvoll für

Sie? Außerdem *r = realistisch*: «Ich gehe *jeden* Tag eine Stunde schwimmen» ist z. B. als Ziel wohl kaum in den Alltag integrierbar. Und als Letztes: *t = terminiert*: Legen Sie einen Startpunkt fest (am besten: heute!) und wann Sie ein Zwischenfazit ziehen wollen. (Idealerweise behalten Sie das neue Verhalten ja bei.)

Tipp 3: Entwickeln Sie Routinen!
Neu lernen ist einfacher als verlernen. Das liegt an den neurophysiologischen Abläufen, die daran beteiligt sind: Wenn wir etwas Neues lernen, bilden sich zwischen den beteiligten Nervenzellen im Gehirn Verknüpfungen. Diese sogenannten Synapsen verstärken sich, je häufiger sie genutzt werden, wodurch sie mit jedem Mal schwieriger aufzulösen sind.
Der Trick besteht darin, diesen Effekt zu nutzen: Machen Sie aus dem Trampelpfad eine Autobahn, indem Sie ihn täglich benutzen. Beginnen Sie den Tag am besten gleich mit einer Morgenroutine. Eine Übung, die ich Ihnen hierfür wärmstens ans Herz legen möchte, ist der sogenannte Bodyscan. Bleiben Sie hierzu nach dem Aufwachen noch eine Weile mit geschlossenen Augen liegen und atmen Sie bewusst ruhig und regelmäßig ein und aus. Richten Sie dabei Ihre Aufmerksamkeit nach innen und üben Sie, Ihren gesamten Körper von den Zehenspitzen bis zum Kopf zu spüren. Lassen Sie Ihren Gedanken und Gefühlen freien Lauf, ohne sie zu bewerten oder womöglich gleich als Arbeitsauftrag zu verstehen. Sie werden sehen, dass Sie so nicht nur entspannter in den Tag starten, sondern auch noch nebenbei lernen, Ihren Körper und seine Bedürfnisse intensiver wahrzunehmen.

Tipp 4: Üben Sie sich in Geduld!
Wie gesagt, alte Gewohnheiten aufzugeben und neue zu erlernen, braucht Zeit. Erwarten Sie also weder zu viel auf einmal noch in zu kurzer Zeit. Sich ausgerechnet bei der Einstellungsänderung unter Druck zu setzen, ist nicht nur kontraproduktiv, sondern führt den Gedanken ad absurdum.

Einstellung als Schlüssel zu Gesundheit, Zufriedenheit und Glück

Als Frage der Einstellung ist es uns selbst überlassen, welchen Aspekten unseres Lebens wir unsere vermehrte Aufmerksamkeit schenken: den negativen oder den positiven. Brechen wir das auf ein Alltagsbeispiel runter: Sie kommen nach einem langen Arbeitstag nach Hause, und jemand schnappt ihnen dreist den letzten Parkplatz vor der Nase weg. Dabei hatten Sie den Blinker schon gesetzt! Das gibt's doch nicht! So eine Frechheit! Jetzt müssen Sie wieder stundenlang um den Block fahren, um einen Parkplatz zu finden. Was für ein Idiot! Das ist wirklich das Allerletzte! Wut kocht in Ihnen hoch. Sie fühlen sich gestresst und gereizt, der Feierabend ist verdorben, so viel steht fest ...

So menschlich nachvollziehbar der Ärger in einer solchen Situation auch ist: Wenn Sie kurz innehalten, dreimal tief durchatmen und sich vor Augen führen, was Sie stattdessen alles haben – nicht zuletzt ja das Auto, in dem Sie gerade sitzen –, hilft das, die Relationen wieder zurechtzurücken.

Richten wir unsere innere Einstellung auf die positiven Dinge in unserem Leben und begegnen wir der Partnerin oder dem Partner, Familienmitgliedern, Menschen aus dem Freundes-, Bekannten- und Kollegenkreis mit dieser Haltung, stellt sich häufig der sogenannte Reziprozitätseffekt ein. Darunter versteht man, vereinfacht gesagt, ein Prinzip der Gegenseitigkeit, das unserem menschlichen Handeln zugrunde liegt. Es hat sich in einer ganzen Reihe von Redensarten niedergeschlagen, darunter «Wie du mir, so ich dir» oder «Wie man in den Wald ruft, so schallt es heraus». Man kennt das z. B. aus dem Urlaub: Durch die eigene entspannte

Grundstimmung ist man freundlicher und zugewandter seinen Mitmenschen gegenüber, was diese mit höherer Wahrscheinlichkeit erwidern. Es gibt dazu ein inzwischen berühmt gewordenes Experiment, das bereits aus dem 19. Jahrhundert stammt: Der englische Naturwissenschaftler Francis Galton wollte die Auswirkung des eigenen Mindsets überprüfen und stellte sich vor seinem üblichen Morgenspaziergang ganz intensiv vor, der meistgehasste Mensch Englands zu sein, und versuchte, sich ganz auf diese Vorstellung zu konzentrieren, sie vollkommen zu verinnerlichen. Der Morgenspaziergang entwickelte sich zum Desaster: Die Menschen in seinem Umfeld reagierten äußerst negativ, er wurde angerempelt, attackiert – und das, obwohl er sich in keinster Weise falsch verhalten hatte. Seine negative Ausstrahlung muss sich auf seine Mitmenschen übertragen haben; sie spiegelten seine Stimmung.

Was dieses Beispiel eindrücklich zeigt: Unser Mindset beeinflusst eben nicht nur unsere Gesundheitswerte und unser Wohlbefinden, sondern auch unser Leben an sich. Eine negative Einstellung zu uns selbst (ich kann das nicht, niemand mag mich, ich finde nie Freunde) entwickelt dabei Strahlkraft in zwei Richtungen: einmal auf uns selbst und einmal auf unsere Mitmenschen, die uns entsprechend ebenfalls negativ wahrnehmen. Geht man dank einer positiven Einstellung zu sich selbst offen und vertrauensvoll auf seine Mitmenschen zu, stehen die Chancen hoch, dass sie einem ebenso begegnen.

Dass manche Menschen glücklicher, zufriedener, erfolgreicher sind als andere, verdanken sie in nicht unerheblichem Maße dem Wechselspiel zwischen Einstellung, daraus resultierender Handlung und entsprechender Reaktion. Denn mit einer positiven Einstellung steigen die Erfolgschancen – ob in der Liebe, im Job oder bei Geldgeschäften.

Der Kommunikationswissenschaftler John Izzo beschäftigt sich seit langem damit, was ein erfülltes Leben ausmacht. In unzähligen Seminaren hat er inzwischen Tausende von Menschen erreicht, von denen er 200 im Alter zwischen 60 und 106 Jahren interviewte. Ihre Antworten hat er in seinem Buch *Die fünf Geheimnisse, die Sie entdecken sollten, bevor Sie sterben* (2010) zusammengetragen:

1. Sei dir selbst treu
2. Hinterlasse keine Reue
3. Werde Liebe
4. Lebe den Moment
5. Gib mehr, als du nimmst

Wie bei vielen anderen Lebenszielen stellt auch das Glücklichsein im Grunde kein Buch mit sieben Siegeln – oder wie in diesem Fall mit sieben Faktoren – dar: Die letzte Antwort «Geben ist seliger denn nehmen» steht schon in der Bibel. Und sie bewahrheitet sich sogar in Experimenten unter wissenschaftlichen Bedingungen. Wer erst gibt, egal in welcher Situation, bekommt anschließend mehr zurück (Grant 2016). Und das gilt auch generell im Leben: Wer Liebe, Wissen, Hilfsbereitschaft mit anderen teilt, vermehrt sie.

Was können wir daraus lernen, um es auf die Jungbrunnenformel und damit auf unsere Gesundheit anzuwenden? In meinen Augen ist das der springende Punkt: Ob Lebensglück, Gesundheit oder Wohlbefinden – es kommt ganz entscheidend darauf an, mit welcher Einstellung wir den Gegebenheiten und Voraussetzungen in unserem Leben begegnen. Ändern können wir vieles davon sowieso nicht: Aber wer Herausforderungen statt Probleme sieht, erhöht allein dadurch seine Erfolgsaussichten. Nutzen wir also unsere Chancen!

Die Angst vor einem Scheitern ist übrigens völlig normal und nachvollziehbar. Führen Sie sich deshalb vor Augen, dass eines uns ganz sicher nie zum Ziel bringt: Es gar nicht erst versucht zu haben.

Fazit – Achtsamkeit als Jungbrunnenquelle

Gesund zu sein, ist zu einem wesentlichen Teil Einstellungssache. Achtsamkeit hilft uns dabei, unseren Körper und seine individuellen Bedürfnisse wahrzunehmen, indem wir unsere Aufmerksamkeit nach innen richten und in uns hineinhören.

Eine gesunde Einstellung geht Hand in Hand mit einer achtsamen Lebensweise und ist die beste Startvoraussetzung für ein langes und gesundes Leben – in allen Belangen.

FAKTOR 2: ERNÄHRUNG – DU BIST, WAS DU ISST

Um die richtige Ernährung werden heutzutage heiße Debatten geführt, Zeitschriften, Zeitungen und Bücher propagieren zum Teil sich widersprechende Ernährungstrends und Diäten: Paleo-Ernährung, Keto-Diät, Intervallfasten, Superfood, die Frage, ob Nahrungsergänzungsmittel Unfug oder sinnvoll sind, ob eine vegane, vegetarische oder fleischhaltige Ernährung die beste für uns Menschen ist – die Meinungen zu diesem Thema könnten nicht weiter auseinandergehen. Bei einem sind sich aber alle einig: Ohne Essen geht es nicht.

Frühstück, Mittagessen, Abendessen, eine Tasse Kaffee

hier, eine kleine Knabberei da – wir essen und trinken jeden Tag. Mal mehr, mal weniger, mal, weil wir hungrig sind, mal aus Gesellgkeit, Genuss, Frust oder Langeweile. Vor allem ist Essen für uns schlicht und ergreifend eines: überlebenswichtig.

Nicht umsonst sprechen wir bei dem, was wir tagtäglich zu uns nehmen, von «Lebens»-mitteln. Sie versorgen uns mit zwei Dingen, ohne die unser Körper nicht auskommt: Erstens nutzt unser Körper die Nährstoffe, um daraus die Zellen zu bauen bzw. laufend zu erneuern, aus denen unser Körper sich bausteinartig zusammensetzt, darunter Nervenzellen, Blutzellen, Haarzellen, Knochenzellen, die Zellen der einzelnen Organe etc. Zweitens liefern sie die Energie, die wir für alle Vorgänge in unserem Körper benötigen: darunter Atmen, Bewegen, Denken, Verdauen – um nur einige wichtige herauszugreifen.

Durch eine ganze Reihe chemischer und physikalischer Prozesse setzt unser Körper die erforderlichen Stoffe aus unserer Nahrung so um, dass er sie verwenden kann. Dieser Vorgang wird als Stoffwechsel oder Metabolismus bezeichnet.

Die Nährstoffe, die unser Körper verarbeitet, nutzen ihm und damit uns auf verschiedene Art und Weise: Die sogenannten Makronährstoffe dienen als Energielieferanten. Hierunter fallen Eiweiße bzw. Proteine, Fette und Kohlenhydrate. Wie viel Energie in einem bestimmten Lebensmittel verfügbar ist, wird als Nährwert bezeichnet. Genau genommen handelt es sich dabei um den quantitativen Nährwert, das heißt die vom Körper verwertbare Energie, die in der Einheit Kilojoule pro 100 g angegeben wird. Vielen von Ihnen ist vielleicht auch noch die früher übliche Einheit Kilokalorie geläufig. Umgangssprachlich sagen wir sowieso in der Regel «Kalorien».

Neben diesem quantitativen Nährwert verfügen unsere Lebensmittel auch noch über einen qualitativen Nährwert, mit dem sich die jeweilige Zusammensetzung beschreiben lässt, also der Anteil an essenziellen Fettsäuren, Vitaminen und Mineralstoffen etc.

Egal um welches Lebensmittel es sich handelt – sein Nährwert lässt sich nicht komplett eindeutig feststellen, sondern unterliegt gewissen Schwankungen. Zum einen handelt es sich um Durchschnittswerte, das heißt konkret: Apfel ist nicht gleich Apfel. Je nach Sorte, Anbaugebiet, Standort des Baums bzw. Nährstoffgehalt des Bodens, Lage des jeweiligen Apfels in der Baumkrone – also innen oder außen –, Transport- und Lagerbedingungen sind unterschiedlich viele Kalorien, Fruktose, Vitamine, Mineralstoffe etc. pro 100 g enthalten. Und wie gut wir diese einzelnen Inhaltsstoffe aufnehmen und verwerten können, hängt wiederum davon ab, in welcher Form und in welcher Kombination wir die fraglichen Lebensmittel zu uns nehmen. Um beim Apfel zu bleiben: Viele der guten Inhaltsstoffe gehen beim Kochen verloren, weswegen Apfelmus leider nicht ansatzweise so gesund ist wie ein knackiger Apfel. Dafür hilft das Vitamin C aus einem frischen, geriebenen Apfel im Bircher Müesli, das Eisen aus den Haferflocken aufzunehmen.

Sie kennen natürlich die Nährstofftabellen auf den Verpackungen von Lebensmitteln, die über die Zusammensetzung des Produktes Auskunft geben. Bei verarbeiteten Lebensmitteln ist das nämlich gesetzlich vorgeschrieben. Neben den Angaben zu den Kalorien, die sich im Wesentlichen aus Makronährstoffen speisen, finden Sie dort auch noch weitere Informationen, u. a. den Gehalt an Mikronährstoffen wie Vitamine, Mineralstoffe (z. B. Kochsalz) und Spurenelemente sowie auch verschiedene Omega-Fettsäuren. Dies sind die sogenannten Mikronährstoffe. Auch wenn sie unserem Körper keine Energie liefern, sind sie doch unentbehrlich für unseren Stoffwechsel: Erstens funktioniert ohne sie das Zellwachstum nicht. Zweitens brauchen wir sie für die Produktion sämtlicher Körperflüssigkeiten, also für Blut, Lymphe, Speichel, Magensaft, Tränen und Schweiß. Und last, but not least sind sie unverzichtbare Bestandteile von Hormonen und Neurotransmittern, die als Botenstoffe die Kommunikation zwischen unseren Körperzellen ermöglichen.

Um gesund zu bleiben, brauchen wir also Makro- und Mikronährstoffe – in ausreichender Menge und im richtigen Verhältnis zueinander. Das hört sich im ersten Moment ganz schön kompliziert an: Wie um alles in der Welt soll ich denn wissen, welche Nährstoffe ich in welchem Umfang brauche? Das ist doch eine Wissenschaft für sich! Und ja, das ist es – gleichzeitig müssen wir uns nicht zum Ernährungswissenschaftler fortbilden. Wer sich tatsächlich im Detail dafür interessiert, findet bei der Deutschen Gesellschaft für Ernährung (DGE) Nährwerttabellen der 1000 beliebtesten Lebensmittel. Für alle anderen gibt es eine einfache Faustregel: Essen Sie nicht tagein, tagaus dasselbe. Denn eine gesunde Ernährung ist in erster Linie eine abwechslungsreiche und ausgewogene Ernährung.

Was versteht man unter gesunder Ernährung?
Ist die Rede von einer ausgewogenen Ernährung, dann geht es also im Wesentlichen um zwei Fragen: Welche Lebensmittel stehen in welcher Menge auf Ihrem Speiseplan? Und in welcher Kombination nehmen Sie sie zu sich? Denn das ist tatsächlich ein wichtiger Punkt: Inzwischen weiß man, dass sich manche Nährstoffe gegenseitig behindern oder man die einen braucht, damit unser Körper die anderen auch wirklich

optimal verwerten kann. Bestes Beispiel ist gutes (!) Öl: Wer seinen Salat ohne Dressing isst, verzichtet zwar auf vermeintlich unnötige Fette und damit auf Kalorien, gleichzeitig aber eben auch darauf, dass die Vitamine des Salats vom Körper gut aufgenommen werden können – denn dafür brauchen wir eben die im Öl enthaltenen Stoffe.

Das heißt: Was und wie viel wir essen und trinken, trägt ganz wesentlich dazu bei, wie gesund wir sind und wie wohl wir uns in unserer Haut fühlen. Das werden wir uns später noch genauer anschauen. Doch zunächst: Warum essen wir eigentlich, wie wir essen?

Schon von Kindesbeinen an wird unser späteres Essverhalten geprägt. Mit welchen Lebensmitteln und Zubereitungsformen wir aufwachsen, legt die Grundlagen für unsere späteren Vorlieben: Wer beispielsweise in Asien groß wird, kommt sehr viel früher und häufiger mit scharfen Gewürzen in Berührung, als das bei uns in Deutschland üblich ist. Das führt zu einem Gewöhnungseffekt, der den Gewürzen ihre Schärfe natürlich nicht nimmt, sie aber «erträglicher» macht. Ähnlich ist es mit dem kräftigen Geschmack von Oliven und Sardellen: Die Wahrscheinlichkeit, dass spanische Kinder sie lieber mögen als deutsche, ist gar nicht so gering. Das Ganze hat aber auch noch eine Kehrseite: Gewöhnt man sich zu früh an übermäßig salziges Essen oder sehr süße Getränke, fällt es einem mit zunehmendem Alter immer schwerer, sich mit Salz und Zucker zurückzuhalten. Daher tut man Kindern etwas Gutes, wenn etwa Limonade, Kakao und Apfelsaftschorle eine Ausnahme sind und sie lernen, ihren Durst mit Wasser zu löschen.

Darüber hinaus lernen wir von den Menschen in unserer nächsten Umgebung, welche Lebensmittel als gesund gelten und welche wir lieber meiden bzw. in Maßen genießen sollten. Und auch die emotionale Konnotation von Essen wird in der Familie meist mitgeliefert: Schokolade «tröstet», Fleisch gibt Kraft usw.

Wenn wir älter werden, erhalten wir unsere Informationen über gesunde Ernährung dann eher aus unzähligen Artikeln in Zeitungen und Zeitschriften, Fernsehberichten und von Social-Media-Kanälen. Und natürlich werden wir auch von der Werbung und dem Angebot in den Supermärkten beeinflusst – da kann man auch schon mal die Orientierung verlieren.

Vieles von dem, was wir als Richtschnur für uns übernehmen und als Gewissheiten verinnerlichen, beruht allerdings auf Erfahrungswerten und hat sich teilweise über unzählige Generationen hinweg bewährt. Das gilt beispielsweise für die Verträglichkeit bestimmter Lebensmittel und Zubereitungsformen: Während gegarte Kartoffeln eine beliebte und bekömmliche Quelle für Kohlenhydrate darstellen, sind sie im rohen Zustand weder besonders lecker noch gut verträglich und in großen Mengen sogar giftig. Für eine tödliche Dosis müsste man allerdings schon mehrere Kilo ungeschälte rohe Kartoffeln verspeisen. Geringe Mengen sind also völlig unproblematisch, und frisch gepresster Kartoffelsaft hilft sogar bei Sodbrennen und Magenschleimhautentzündungen.

Die Essensregeln, die wir als Kinder mehr oder weniger nebenher erlernt haben, sind meist eine solide Basis, auf der wir aufbauen können, wenn wir selbst für unsere Ernährung zuständig sind. Manchmal müssen aber auch Gewissheiten, die geradezu in Stein gemeißelt scheinen, neueren wissenschaftlichen Erkenntnissen weichen. So ist inzwischen die hartnäckige Legende widerlegt, dass Spinat außergewöhnlich viel Eisen enthält und Kinder deshalb besonders viel davon essen sollten. Damit wir uns nicht falsch verstehen: Eisen ist ein Spurenelement, das unser Körper für die Blutbildung braucht, weil es eine zentrale Rolle bei der Sauerstoff- und Nährstoffversorgung unserer Körperzellen spielt. Entsprechend haben Kinder bzw. Jugendliche, die in der Wachstumsphase verstärkt Muskelmasse aufbauen, tatsächlich einen erhöhten Eisenbedarf. Schließlich wollen all diese wachsenden Muskelzellen auch versorgt werden. Nur eignet sich Spinat als Eisenquelle eben längst nicht so gut wie lange gedacht.

Wie man inzwischen weiß, haben die Wissenschaftler bei der Nährwertmessung, auf der dieser Mythos fußt, einen Fehler gemacht: Sie haben ermittelt, wie viel Eisen in *getrocknetem* Spinat enthalten ist und diesen Wert dann einfach für die gleiche Menge *frischen* Spinat übernommen. Ein Trugschluss, denn durch den hohen Wassergehalt verringert sich der Eisenanteil im frischen Blattspinat um das Zehnfache.

Um die Eisenreserven unseres Körpers aufzufüllen, gibt es also Lebensmittel, die deutlich geeigneter sind als Spinat, z. B. rotes Fleisch, Hülsenfrüchte, Nüsse oder Haferflocken.

Das Eisen aus tierischen Produkten kann unser Körper besonders gut verwerten. Doch auch pflanzliche Lebensmittel liefern dieses wichtige Spurenelement, nur eben in einer etwas anderen Form, die der Körper erst umwandeln muss. Was vor allem Vegetarierinnen und Veganer daher wissen sollten: Dieser Prozess lässt sich beeinflussen. Es gibt Stoffe, die eine Eisenaufnahme hemmen – darunter Tannine, die in grünem und schwarzem Tee, Kaffee und Rotwein vorkommen. Mit anderen Stoffen wiederum lässt sich die Aufnahme steigern, so z. B. mit Hilfe von Vitamin C. Und das ist überhaupt nicht aufwendig: ein Glas Orangensaft zum Mittagessen, ein Tomatensalat oder Paprikarohkost als Beilage, Zitronensaft im Salatdressing, Beeren oder Kiwi im Müsli – und schon erleichtert man dem Körper die Verwertung von Eisen aus pflanzlicher Nahrung.

Zur Ehrenrettung des Spinats: Trotz allem kann er insgesamt mit einem hohen Gehalt an Vitaminen und Mineralstoffen punkten. Es spricht also nach wie vor viel dafür, die Leib- und Magenspeise von Popeye regelmäßig auf die Speisekarte zu setzen. Und zwar nicht nur für Kinder.

Hinterfragen Sie Empfehlungen und Ernährungsgewohnheiten!

Wie diese Beispiele deutlich machen, gehören Ernährungsempfehlungen immer mal wieder auf den Prüfstand. Nicht nur wegen klaren Irrtümern wie der beschriebenen Spinatlegende, sondern auch, weil sich unsere Lebensumstände und der Stand der Wissenschaft laufend verändern. Doch niemand muss das Rad neu erfinden, denn es existieren verlässliche und wissenschaftlich fundierte Orientierungshilfen, an denen man seine Gewohnheiten ausrichten kann. Den größten Einfluss hat in Deutschland die bereits erwähnte Deutsche Gesellschaft für Ernährung (DGE). Sie stellt die bekannte Lebensmittelpyramide auf und formuliert damit die in Deutschland gängigen Empfehlungen. Diese eignen sich als grobe Richtschnur für die Allgemeinheit, denn natürlich müssen sie an die unterschiedlichen Bedürfnisse und Lebenssituationen der jeweiligen Person angepasst werden: Für Kinder empfiehlt sich eine andere Ernährung als für Seniorinnen und Senioren, für Sportlerinnen eine andere als für Nichtsportler, für körperlich Arbeitende wieder eine andere als für Menschen mit Bürojobs – und dann spielen natürlich Faktoren wie Übergewicht, Diabetes Typ 2, Stoffwechselerkrankungen, Allergien etc. ebenfalls eine Rolle. Wer beispielsweise eine Fruchtzuckerunverträglichkeit hat, sollte sich logischerweise an fruktosearmes Obst und Gemüse halten: Doch mit zwei Portionen Beeren, Wassermelone, Grapefruit, Aprikosen und Pfirsichen sowie drei Portionen Bohnen, Kopfsalat oder Feldsalat, Gurken, Pilzen, Brokkoli, Blumenkohl, Sauerkraut und Zucchini kommt man vergleichsweise «fruchtzuckerarm» auf die fünf Portionen Obst und Gemüse, die Expertinnen und Experten weltweit empfehlen.

Für alle, die sich über die Grundlagen einer gesunden Ernährung informieren wollen, ist auch das Bundeszentrum für Ernährung (BZfE) eine gute erste Anlaufstelle. Auf dessen Homepage (www.bzfe.de) findet man verlässliche, konkrete Informationen zu einzelnen Lebensmitteln, praktische Ernährungstipps für verschiedene Lebenslagen und Zielgruppen bis hin zu Rezeptideen.

Und, noch mal zur Erinnerung: Ich bin ja ein großer Verfechter der Salutogenese. Und das gilt auch für eine bewusste Ernährung. Sie sollte eben auch das Ziel haben, die Gesundheit zu fördern, und nicht nur, Krankheiten zu vermeiden – leider fokussieren viele Ernährungsempfehlungen auf das Letzte. Aber: Wer im konservativen Sinne «gesund» ist – d. h. nicht explizit krank –, hat immer noch Luft nach oben hinsichtlich Leistungsfähigkeit und Wohlbefinden.

Exkurs: Freie Radikale
Den Begriff «Freie Radikale» hört man häufig, wenn es um die Entstehung von Krankheiten geht und darum, wie wir ihnen auch mit unserer Ernährung entgegenwirken können. Was verbirgt sich dahinter? Bei Freien Radikalen handelt es sich um Sauerstoff- und Stickstoffverbindungen, die während des Stoffwechsels anfallen oder durch äußere Einwirkungen wie Umweltgifte, Zigarettenrauch, UV-Strahlung und Stress

entstehen. Sie reagieren schnell mit anderen Molekülen, weil ihnen ein Elektron fehlt. Dabei machen sie ihrem Namen alle Ehre: Auf ihrer Suche nach einem freien Bindungspartner fackeln sie nicht lang, sondern attackieren das nächstbeste Molekül und entreißen ihm das fehlende Teilchen. Diesen Vorgang nennt man Oxidation. Das zurückbleibende Atom oder Molekül hat nun seinerseits eine Leerstelle zu besetzen, was eine Kettenreaktion in Gang setzt, der unsere Körperzellen schädigt. Höchstwahrscheinlich trägt das zur Entstehung von etlichen Krankheiten wie Atherosklerose, Herz-Kreislauf-Erkrankungen sowie Krebs bei und lässt auch die Haut schneller altern. Antioxidantien unterbrechen diese Kettenreaktion und machen dabei eigentlich nichts anderes als Zitronensaft, den man auf einen aufgeschnittenen Apfel träufelt: Sie verhindern die Oxidation, indem sie freiwillig eins ihrer Elektronen abgeben, ohne danach selbst zum freien Radikal zu werden. Dafür sorgen die Antioxidantien untereinander. (Siehe auch die Jungbrunnentipps auf S. 74 f.)

Die Eckpfeiler einer gesunden Ernährung

Beim Thema «Ernährung» scheiden sich die Geister. Trotzdem gibt es eine Reihe genereller Empfehlungen, auf die sich die meisten Ernährungswissenschaftler einigen können:

- **Wasser und pflanzliche Lebensmittel als Grundlage:** Neben genügend Wasser zum Trinken sollte unser Speiseplan vor allem Gemüse und Früchte, Kartoffeln und Getreide sowie Nüsse enthalten. Sie liefern uns so gut wie alle Makro- und Mikronährstoffe, die unser Körper braucht.

- **Produkte tierischen Ursprungs als sinnvolle Ergänzung:**
  Fleisch, Fisch, Milch und Milchprodukte sowie Eier brauchen wir vor allem, um wirklich alle Nährstoffe aufzunehmen, die wir benötigen, darunter den Mineralstoff Calcium und das Vitamin B12.

- **Flexitarische Ernährung als optimale Ausgangslage:**
  Viel Gemüse und Obst, wenig Fleisch: So lautet der gemeinsame Nenner der allermeisten aktuell gängigen Ernährungsempfehlungen. Kommt Ihnen das bekannt vor, vielleicht sogar ohne dass Sie sich bewusst dafür entschieden hätten? Gratulation zum Flexitarismus, wie das in Fachkreisen heißt. Sie machen bei ihren Ernährungsgewohnheiten – zumindest in den Grundzügen – schon viel richtig.
- **Salz und Zucker sowie Fette nur in Maßen:**
  Salz, Zucker und Fette sind die drei wichtigsten Geschmacksträger in unserer Ernährungskultur, weshalb wir sie meist in zu großen Mengen zu uns nehmen. Hinzu kommt, dass wir sie oft mit Emotionen verbinden: Belohnung, Entspannung oder auch Trost. Doch gerade diese drei gehören zu den hauptverdächtigen Auslösern für Zivilisationskrankheiten wie Übergewicht, Diabetes Typ 2, Herz-Kreislauf-Erkrankungen etc. und sollten daher sparsam und überlegt zum Einsatz kommen. Im Falle emotionalen Essens suchen Sie Alternativen: ein gutes Gespräch mit Freunden, ein Spaziergang oder Entspannungsübungen.

Eine rein pflanzliche Ernährung ist – zumindest für Erwachsene – nicht nur prinzipiell möglich, sondern vieles spricht sogar dafür, dass sie den größten gesundheitlichen Nutzen

mit sich bringen könnte. Allerdings muss sie wirklich sorgfältig durchdacht sein, denn sie weicht von unseren Gewohnheiten ab, die darauf basieren, dass tierische Produkte zumindest einen gewissen Anteil unseres Speiseplans ausmachen.
Generell gilt: Ob nun Fleisch, Eier, Joghurt oder Milch – sie
tun uns zwar gut, aber eben nur in Maßen.

Fisch wiederum kommt bei vielen nur selten auf den
Tisch, dabei stellt er eine wertvolle Quelle für Jod und Omega-
3-Fettsäuren dar. Achten Sie dabei auf zertifizierten Fisch, da
er ansonsten mit Schwermetallen belastet sein kann. Eine
gute, außerdem vegane Alternative als Omega-3-Quelle stellt
Algenöl dar.

Jod ist ein Spurenelement, das unser Körper für die Produktion der Schilddrüsenhormone benötigt. Diese wiederum steuern Wachstum sowie die Entwicklung des Nervensystems und des Gehirns. Daher macht sich ein Jodmangel
gerade bei Ungeborenen, Säuglingen und Kindern als Ent-
wicklungsverzögerung bemerkbar. Bei Erwachsenen zeigt
sich eine Unterversorgung am häufigsten als vergrößerte
Schilddrüse. In vergangenen Jahrhunderten war dieser sogenannte Kropf in manchen Gegenden ein sehr häufiger An-
blick, so z. B. in Bayern oder in der Schweiz. Heute stellt eine
solche Unterversorgung bei uns die absolute Ausnahme dar,
weil wir im Normalfall beim Essen und Trinken genügend
Jod zu uns nehmen, u. a. über jodiertes Speisesalz, Trinkwas-
ser und Meeresfisch. Bei den Omega-3-Fettsäuren ist unser
Körper ebenfalls darauf angewiesen, sie aus der Nahrung zu
gewinnen, da er sie nicht selbst herstellen kann. Auch wenn
sich in den letzten Jahren gezeigt hat, dass sie nicht ganz die
Wunderwaffen sind, für die sie lange gehalten wurden, bleiben sie für uns lebensnotwendig und wirken sich positiv auf
unsere Herzgesundheit, unsere Sehkraft, unser Gehirn sowie

auf die psychische Befindlichkeit und vor allem auf die kognitive Leistungsfähigkeit aus (Michael Nehls 2018). Wir wollen ja nicht nur alt werden, sondern auch im Alter weiterhin gut denken können. Eins ist daher sicher: Wer auf gesättigte Fettsäuren verzichtet und sie mit mehrfach ungesättigten Fettsäuren – also Omega-3- und Omega-6 – ersetzt, tut seinem Körper etwas Gutes. Hierfür eignen sich neben Fisch auch Walnüsse, Avocados und pflanzliche Öle, am besten aus erster kalter Pressung.

Unabhängig davon, welche Lebensmittel Sie verwenden, habe ich noch einige grundsätzliche Tipps für Sie.

Jungbrunnentipps für gesundes Essen

Tipp 1: Greifen Sie zu Lebensmitteln, die aus der Region kommen und gerade Saison haben!
Erdbeeren müssen im Winter nicht auf dem Speiseplan stehen, und Avocados sind zwar lecker und gesund, haben aber lange Transportwege hinter sich. Auf Herkunft und Saison zu achten, ist nicht nur aus ökologischer bzw. nachhaltiger Sicht sinnvoll: Je kürzer die Lieferwege, desto frischer sind Obst und Gemüse. Sondern auch, weil bei uns viele Lebensmittel wachsen, deren Inhaltsstoffe es oft locker mit denen der weit gereisten Konkurrenz aufnehmen können. Und häufig genug greift man damit außerdem zur günstigeren Alternative. Den an Omega-3-Fettsäuren reichen Chia-Samen etwa stehen unsere heimischen Leinsamen in nichts nach. Und wer beispielsweise Acai-Beeren wegen ihres hohen Gehalts an sogenannten Antioxidantien schätzt, ist mit Blaubeeren, aber auch Cranberrys, Holunderbeeren, blauen Weintrauben, Schwarzkirschen

und Rotkohl gut bedient. Diese Lebensmittel verdanken ihre antioxidative Wirkung vor allem den sogenannten Anthocyanen, also den blauen Pflanzenfarbstoffen. Es gibt aber auch noch andere Antioxidantien, darunter Zink, Selen, Vitamin C, E und B2 sowie die sogenannten sekundären Pflanzenstoffe. Sie alle reduzieren in unseren Körperzellen den «oxidativen Stress» und verlangsamen dadurch die Entstehung von Krankheiten und Alterungsprozessen, indem sie die dafür verantwortlichen «Freien Radikale» (siehe Kasten auf S. 70 f.) unschädlich machen.

Eine bunte Auswahl an Gemüse und Obst versorgt uns mit einem breiten Fächer an Antioxidantien und hilft dem Körper dabei, die freien Radikale in Schach zu halten.

Wer eine gute Protein- und Eisenquelle sucht und dafür bisher Quinoa gegessen hat, kann genauso gut auf die heimische Hirse zurückgreifen, und statt der oben erwähnten Avocados kann man Walnüsse essen: Sie wachsen auch in Deutschland, können gut gelagert werden und haben sogar einen höheren Gehalt an mehrfach ungesättigten Fettsäuren als Avocados.

Tipp 2: Verzichten Sie möglichst auf Fertigprodukte und industriell hergestellte Produkte!
Hier gilt durch die Bank weg die Faustegel: je stärker bearbeitet, desto ungesünder. Das belegen sowohl internationale (Monteiro u. a. 2010, 2018) als auch deutsche Studien (Niggemeier 2017). Fertigbratkartoffeln zum Aufwärmen oder Tiefkühlrouladen mit Rotkohl brauchen viele Zusatzstoffe, um haltbar, schmackhaft und transportfähig zu bleiben. Das heißt nicht, dass

wir uns ab heute alle selbst versorgen und sämtliche Mahlzeiten ausschließlich mit frischen Zutaten zubereiten müssen. Die wenigsten von uns haben dafür die Möglichkeiten, die Zeit und auch das Geld. Trotzdem sollten wir alle die einhellige Expertenmeinung im Kopf behalten: Gerade wer mit Übergewicht und den damit einhergehenden Gesundheitsrisiken kämpft, sollte weniger verarbeitete Lebensmittel essen.

In der zweiten Lebenshälfte haben wir zwar häufig mehr Zeit, dafür gehen bestimmte Tätigkeiten bisweilen nicht mehr so leicht von der Hand. Hinzu kommt, dass viele Gerichte nur in größeren Mengen zubereitet werden können, während mit zunehmendem Alter Appetit und Energiebedarf nachlassen und gerade ältere Personen oft alleinstehend sind. Weil Essen mehr ist als pure Nahrungsaufnahme, liegt die Lösung hierfür näher als gedacht: Finden Sie Menschen in Ihrer Nachbarschaft, mit denen Sie gemeinsam bzw. im Wechsel kochen. Ob es die verwitwete Nachbarin, der ehemalige Arbeitskollege oder vielleicht sogar die alleinerziehende Mutter von gegenüber ist – bestimmt gibt es auch in Ihrem Umfeld Menschen, die sich für eine frisch zubereitete Mahlzeit in Gesellschaft erwärmen lassen. So können Sie übrigens gleich doppelt in Sachen Gesundheit punkten: Sie haben nicht nur einen Einfluss auf die Qualität ihres Essens, sondern knüpfen bzw. pflegen gleichzeitig Kontakte mit anderen Menschen. Ein Gesichtspunkt, der häufig massiv unterschätzt wird, aber nicht umsonst ein eigenständiger Faktor der Jungbrunnenformel ist (siehe «Faktor 7: Soziale Kontakte», S. 221).

Tipp 3: Verzichten Sie auf Light-Produkte!

Besonders tückisch sind Produkte der Lebensmittelindustrie, die scheinbar einen Gesundheitsvorteil
bieten. «Fettreduziert!», «Jetzt mit 50 % weniger Fett»,
«Light» – was erst mal verlockend klingt (Fett macht
schließlich fett, oder?), ist es auf den zweiten Blick nicht
unbedingt. Inzwischen weiß man, dass die Aussage,
Fett sei ungesund, so pauschal nicht stimmt. Lange
Zeit wurden Fette per se ja geradezu verteufelt, doch
ihr Ruf als reinste Dickmacher und Hauptursache für
Zivilisationskrankheiten wie Herz-Kreislauf-Störungen
und Diabetes Typ 2 hängt ihnen völlig zu Unrecht an.
Es ist zwar unbestritten, dass sogenannte gesättigte
Fettsäuren, wie sie in Palmöl, Schmalz und anderen tierischen Produkten vorkommen, sich negativ auf unsere
Blutfettwerte auswirken und Alterskrankheiten wie
Artherosklerose und Herzinfarkte mit auslösen können.
Dafür sind aber ungesättigte Fettsäuren – wie sie z. B.
in Raps-, Nuss- oder Olivenöl reichlich enthalten sind –
unverzichtbar für unseren Körper: Sie sind ein wichtiger Bestandteil des Zellstoffwechsels. Und da unser
Körper sie zum Teil nicht selbst herstellen kann, wir
sie aber unbedingt brauchen (man nennt sie deshalb
auch «essenzielle Fettsäuren»), müssen wir sie mit der
Nahrung aufnehmen.
Neben den gerade erwähnten pflanzlichen Ölen finden
wir sie auch in Nüssen und Fisch. Ein frischer Salat mit
Olivenöl, eine Handvoll Nüsse als Snack oder ein Stück
gegrillter Lachs sind also wunderbare Lieferanten wichtiger Nährstoffe! Und wer morgens seinem Joghurt mit
frischen Beeren ein bisschen Leinöl hinzufügt, startet
mit den besten Nährstoffen in den Tag.

Diese Erkenntnis ist gar nicht so neu, sie setzt sich aber trotzdem nur langsam durch. Und so tummeln sich bis heute fettreduzierte Varianten etlicher Lebensmittel in den Regalen der Supermärkte und versprechen Genuss ohne schlechtes Gewissen – dabei sind sie in den seltensten Fällen tatsächlich die gesündere Wahl. Vor allem auch deshalb nicht, weil als Ersatz für das Fett, das ja als Geschmacksträger fungiert, meist umso mehr Salz, Zucker und/oder andere Zusatzstoffe hinzugefügt werden, um den gleichen Geschmack und die gleiche Konsistenz zu erreichen. Kalorien spart man so kaum, und die Zusatzstoffe sind darüber hinaus ungesund.

Tipp 4: Bereiten Sie das Essen schonend zu!
Um die vielen verschiedenen und für uns wertvollen Inhaltsstoffe der Lebensmittel bei der Zubereitung möglichst zu erhalten, empfiehlt sich eine schonende Zubereitungsform. Das heißt, möglichst kurze Garzeiten, bei denen im Übrigen auch der Geschmack besser erhalten bleibt. Gebackenes, Gebratenes, Gegrilltes und Frittiertes sollte man hingegen nur in Maßen genießen. Die hohen Temperaturen, denen solche Speisen ausgesetzt waren, begünstigen die Entstehung gesundheitsschädlicher Stoffe, wie z. B. Acrylamid. In großen Mengen bzw. dauerhaft konsumiert, können sie ein erhebliches Gesundheitsrisiko darstellen.

Tipp 5: Lassen Sie sich Zeit beim Essen!
Hetzen Sie nicht, essen Sie nicht nebenbei, und vor allem: Kauen Sie gründlich! Verdauung beginnt nicht erst im Magen, sondern bereits im Mund. Denn während wir die Nahrung mit den Zähnen zerkleinern,

bildet sich zusätzlicher Speichel. Der hilft nicht nur beim Schlucken, sondern die in ihm enthaltenen Bakterien leiten schon im Mund die Verdauung ein. Was viele außerdem nicht wissen: Erst 15 bis 20 Minuten, nachdem wir mit dem Essen angefangen haben, setzt überhaupt ein Sättigungsgefühl ein. Wer zu schnell isst, überholt sich also gewissermaßen selbst und isst weiter, obwohl er eigentlich schon satt ist. Wer langsam isst, gut kaut und sich bewusst Zeit dafür nimmt, kann besser genießen, besser verdauen – und auch eher sein Gewicht halten.

Zucker und Salz – weniger ist mehr

In unserer westlichen Gesellschaft leben wir heute im Nahrungsüberfluss. Es geht beim Essen und Trinken inzwischen um sehr viel mehr, als nur Hunger und Durst zu stillen: Die Frage «Was isst und trinkst du?» ist bisweilen eine moralische, in vielen Fällen auch eine des Lifestyles (denken Sie nur an die vielen verschiedenen Ernährungstrends). So oder so: Die sozialen und emotionalen Aspekte des Essens nehmen in unserer westlichen Gesellschaft immer mehr Raum ein. Hinzu kommt eine riesengroße Auswahl an Produkten, und wir alle wählen daraus selbstverständlich das aus, was uns am besten schmeckt. Wenn ich Sie fragen würde, welche Geschmacksrichtung Sie dabei am meisten anspricht, würden Sie wohl, wie die meisten Menschen, «salzig» und/oder «süß» antworten. Diese Vorliebe führt dazu, dass wir es sowohl mit Salz als auch mit Zucker oftmals übertreiben. Anders als früher, als Salz noch «weißes Gold» genannt wurde und wie Zucker ein Luxusprodukt war, das sich nur wenige leisten konnten, ist der Gebrauch dieser beiden Würzmittel für uns heute völlig selbstverständlich. Ihre Herstellung ist inzwischen industrialisiert, und sie stehen uns kostengünstig in großen Mengen zur Verfügung. Weil beide Geschmacksvarianten ausgesprochen beliebt sind, werden sie in der Lebensmittelindustrie großzügig eingesetzt, oft auch, um über minderwertige Qualität hinwegzutäuschen.

Im Übermaß genossen, stellt Salz jedoch ein Problem dar, weil sich dadurch das Risiko für Herz-Kreislauf-Erkrankungen erhöht, für die wir im Alter sowieso anfälliger werden. Tückisch ist dabei auch die Tatsache, dass es in fast allen verarbeiteten Lebensmitteln und erst recht in Fertigprodukten enthalten ist, teilweise in rauen Mengen. Leider gewöhnen wir uns an diese Würze und nehmen oft gar nicht mehr wahr, wie übersalzen viele Nahrungsmittel sind. Testen Sie das gerne einmal selbst: Essen Sie einige Tage nur selbst gekochte Lebensmittel und bereiten Sie sich dann eine handelsübliche Tütensuppe zu – Sie werden erstaunt sein, wie unangenehm salzig sie schmecken wird.

Doch nicht nur zu viel, sondern auch zu wenig Salz stellt ein Problem für unseren Körper dar, denn Salz steuert u. a. unseren Flüssigkeitshaushalt. Und gerade mit steigendem Alter reagieren unsere Organe und Gefäße immer unflexibler auf einen Salzmangel.

Was heißt das nun für unseren täglichen Bedarf? Für Erwachsene empfehlen WHO und DGE etwa 5 bis 6 g Salz pro Tag, was etwa einem Teelöffel entspricht. Ein Wert, den die meisten Erwachsenen mit durchschnittlich 9 bis 10 g locker übersteigen. Wer allerdings mit zunehmendem Alter bei sich feststellt, dass das Durstgefühl auffällig nachlässt, sollte seinen Speiseplan einer kritischen Prüfung unterziehen: Bei zu wenig Salz im Körper signalisiert uns der Körper keinen Durst mehr, was dazu führt, dass wir (viel) zu wenig trinken.

Noch hinterhältiger als Salz ist Zucker. Ihm aus dem Weg zu gehen, ist so gut wie unmöglich. Er steckt überall, auch dort, wo man ihn wirklich nicht erwarten würde. Sie können sich ja mal spaßeshalber die Zutatenliste auf Ihrem Glas saure Gurken genauer anschauen. Zum Vergleich: Weil Zucker die Entstehung vieler Krankheiten begünstigt (mehr dazu im Exkurs: Zucker vs. Fett, S. 82 f.), empfiehlt die WHO erwachsenen Menschen, eine Tagesdosis von 50 g Zucker nicht zu überschreiten. Das sind etwa 10 Teelöffel. Hört sich viel an? Dann habe ich eine kleine Überraschung für Sie: Das ist in etwa die Menge Zucker, die sich in einem Glas Gewürzgurken mit einem Inhalt von 400 g versteckt.

Aber aufgepasst: Den Begriff «Zucker» werden Sie gar nicht so oft in diesen und anderen Listen entdecken. Viel häufiger werden Ihnen Begriffe wie Glukosesirup, Dextrose, Saccharose, Maltodextrin, Süßmolkenpulver, Magermilchpulver, Gerstenmalzextrakt oder Agavendicksaft begegnen. Ein Schelm, wer Böses dabei denkt!

Dass wir den versteckten Zucker in vielen industriell gefertigten Lebensmitteln gar nicht herausschmecken, liegt auch an dem Gewöhnungseffekt. Weil der Zucker überall drin ist, fällt er uns oft gar nicht mehr auf. Und nicht nur das: Je stärker wir an den süßen (Bei-)Geschmack gewöhnt sind, desto mehr Zucker müssen Lebensmittel enthalten, damit wir die Süße überhaupt noch wahrnehmen.

Ob nun Zucker oder Salz – aus gesundheitlichen Gründen empfiehlt sich ein sparsamer Gebrauch. Auf das Geschmackserlebnis braucht trotzdem niemand zu verzichten. Dank frischer Kräuter und einer Fülle von Gewürzen kann man auch mit weniger oder ganz ohne Zucker und Salz abschmecken. Zucker kann man durch Honig oder auch mal durch Zimt oder Vanille ersetzen, und mit frisch gemahlenem Pfeffer oder Schnittlauchröllchen schmeckt Quark auf dem Brot auch ohne übermäßig viel Salz sehr gut.

Trauen Sie sich ruhig zu experimentieren, ich wette, Sie kommen auf den Geschmack!

Exkurs: Zucker vs. Fett

Einer der größten Irrtümer der letzten Jahrzehnte ist wie gesagt der Irrglaube, Fett sei schädlicher für unseren Körper als Zucker. Heute wissen wir dank etlicher Meta-Studien: Das Gegenteil ist der Fall. Bereits 1957 zeigte der Ernährungswissenschaftler John Yudkin, dass ein hoher Zuckerkonsum eng mit der Entwicklung von Herzkrankheiten sowie Diabetes Typ 2 zusammenhängt. Eindringlich warnte er vor den verheerenden Folgen eines Ernährungsstils, in dem Zucker eine immer größere Rolle spielt. Yudkins prophetisches Buch von damals geriet jedoch bald in Vergessenheit, liegt inzwischen aber in einer aktualisierten Version vor (Yudkin und Lustig 2018).

Warum wir Zucker erst heute so langsam als problematisch zur Kenntnis nehmen und Yudkin uns überhaupt kein Begriff ist? Ihn traf damals die volle Wucht der Zuckerlobby und der Lebensmittelindustrie. Dass Zucker immer deutlicher als Hauptverantwortlicher für die sprunghaft steigende Zahl an Adipositas und Herz-Kreislauf-Erkrankungen ins Visier geriet, stellte eine existenzielle Bedrohung für sie dar. Und so holten sie zum Gegenangriff aus: Sie sponserten Studien, zogen renommierte Wissenschaftler auf ihre Seite, schalteten Anzeigen und lancierten Informationskampagnen, die zum einen Yudkin und seine Forschung diskreditierten und gleichzeitig einen anderen Verdächtigen ins Rampenlicht rückten – vor dem wir uns, wie gesagt, auch heute noch, durchaus zu Recht, in Acht nehmen: Fett, genauer gesagt gesättigte Fettsäuren.

Anfang der 1980er Jahre fanden die manipulierten Forschungsergebnisse schließlich Eingang in die Gesetzgebungen etlicher Länder und schlugen sich in internationalen Ernährungsempfehlungen nieder. Gleichzeitig eroberten fettreduzierte bzw. fettfreie Produkte die Supermarktregale weltweit.

Yudkin bezahlte seinerzeit einen hohen Preis für seine Forschung. Sein Ruf wurde aktiv zerstört und seine Forschung systematisch in Zweifel gezogen, sodass sich bald niemand fand, der an dem neuen Konsens gerüttelt hätte. Und das, obwohl es eigentlich mehr als berechtigte Zweifel daran hätte geben müssen.

Inzwischen ist zwar klar, dass Yudkin mit seiner deutlichen Warnung vor dem Zucker recht hatte. Seinen Triumphzug hat das «süße Gift» aber längst hinter sich: Als Geschmacksverstärker oder Füllmaterial ist Zucker aus verarbeiteten Nahrungsmitteln und Getränken nicht mehr wegzudenken.

Trinken – aber richtig!

... und damit wären wir beim Pendant zum Essen: dem Trinken! Was hier richtig ist, kann dort nicht falsch sein: Achten Sie auch beim Trinken auf das Was und Wieviel! Zuckerhaltige Getränke sollten z. B. möglichst die Ausnahme sein – von Alkohol ganz zu schweigen.

Aber fangen wir von vorne an: Ein erwachsener Mensch besteht zu ca. 60 Prozent aus Wasser. Zwei bis drei Liter davon werden an einem durchschnittlichen Tag ausgeschieden und müssen für einen ausgeglichenen Flüssigkeitshaushalt ersetzt werden. Wir brauchen diese Flüssigkeit u. a., um Giftstoffe aus dem Körper zu transportieren, den Kreislauf in Gang zu halten und Hormone und Nährstoffe im Körper zu transportieren.

Es reicht allerdings, wenn wir rund anderthalb Liter täglich trinken, denn auch die feste Nahrung, die wir zu uns nehmen, enthält Wasser. Anders sieht es natürlich bei großer Hitze, körperlicher Betätigung oder nach dem Sport aus: Je mehr wir schwitzen, desto mehr sollten wir trinken.

Idealerweise löscht man den Durst mit Wasser oder ungesüßten Alternativen wie Früchtetee. Wem das schwerfällt, sollte sich bewusst machen, wie viel Zucker in Limonaden, einem mit Sirup aromatisierten Kaffee, einem mit Kandis gesüßten Tee, aber auch in Fruchtsäften enthalten ist. Ein kleines Glas Apfelsaft (250 ml) ist zwar schnell mal nebenher getrunken, macht sich in der Zuckerbilanz aber leider umso deutlicher bemerkbar: Zwischen sechs und sieben Teelöffel Zucker können in ihm stecken! Hier kann man also allein durch ein bewusstes Trinkverhalten richtig Zucker einsparen.

Die DGE hat in diesem Zusammenhang ausgerechnet: Wenn man seinen Kaffee oder seinen Tee mit Süßstoff anstatt mit Zucker süßt, ließen sich pro Jahr ganze 23 360 Kilokalorien einsparen. Das entspräche einer Fettgewebsmasse von drei Kilogramm! Weil wir aber bisher einfach noch zu wenig darüber wissen, wie sich Zuckerersatzstoffe im Körper und auf die Gesundheit auswirken, lautet die bittere Wahrheit: Langfristig sollten wir uns an ungesüßte bzw. zuckerarme Getränke gewöhnen – sie sind der unbeschwerteste Genuss.

Denn auch sogenannte Light-Getränke sind wegen der zugesetzten Farb-, Aroma- oder eben Süßstoffe nicht zu empfehlen. Auch wenn vielen Menschen der Geschmack zu fad ist, pures Wasser ist und bleibt die gesündeste Alternative bei der Getränkewahl. Für eine dezente Geschmacksnote und geschmackliche Abwechslung können ein paar Spritzer Limettensaft, frische Minzblätter, Gurkenscheiben oder Apfelschnitze sorgen.

Übrigens: Warten Sie im Normalfall mit dem Trinken, bis Sie Durst haben? Dann ist es eigentlich meist schon zu spät, denn dieses Signal unseres Körpers bedeutet, dass er dringend Nachschub braucht.

Jungbrunnentipps für eine ausgeglichene Flüssigkeitsbalance und gutes Trinken

Tipp 1: Trinken Sie ungesüßte Getränke und trinken Sie regelmäßig den ganzen Tag über!
So stellen Sie sicher, dass Ihr Körper gut versorgt wird und Ihre Nieren arbeiten können.

Tipp 2: Gewöhnen Sie sich feste Trinkpausen an!
Horchen Sie immer mal wieder in sich hinein. Diese Achtsamkeit kann auch noch einen ganz angenehmen Nebeneffekt haben: Weil Hunger und Durst sich auf ähnliche Weise äußern, verwechseln viele Menschen diese Anzeichen. Manchmal essen wir also etwas, obwohl wir eigentlich durstig sind. Auf diesen kleinen, aber feinen Unterschied zu achten, kann dabei helfen, weniger zu essen und ausreichend zu trinken.

Tipp 3: Füllen Sie sich die Flüssigkeitsmenge für einen Tag ab!
Manche Menschen haben Schwierigkeiten, die empfohlenen anderthalb Liter am Tag zu trinken, besonders älteren Menschen fällt das häufig schwer. Damit Sie

nicht, im schlimmsten Fall, dehydrieren, also austrocknen, füllen Sie sich das Wasser in eine schöne Karaffe oder eine besondere Flasche ab und stellen Sie sie in Sichtweite auf. So werden Sie immer wieder daran erinnert zu trinken.

Das A&O gesunder Ernährung

Nun haben wir bereits viele der Gesundheit zuträgliche Dinge über unsere Ernährung erfahren. Dennoch gibt es in den Ernährungswissenschaften bis heute nur Annäherungen, was eine gesunde Ernährung im Detail ausmacht. Zu vielfältig sind die Einflussfaktoren und Wechselwirkungen. Von Unverträglichkeiten und Allergien einmal ganz abgesehen, reagiert jeder Körper unterschiedlich auf einzelne Lebensmittel. Das kennen die meisten vom Alkohol: Während manche Menschen nach einem Glas Wein schon merklich nuscheln, merkt man anderen überhaupt nichts an. Eine wichtige Rolle hierbei spielen Gewöhnung, Konstitution, Tagesform etc. Auch die Zubereitungsform macht einen großen Unterschied: So ist der Maronenröhrling im rohen Zustand giftig, während er gekocht zu einem der beliebtesten Speisepilze gehört. Außerdem begünstigen und hemmen sich die Bestandteile unserer Nahrung in ihrer Wirkung (siehe Kasten «Jungbrunnentipps für ideale Lebensmittelkombinationen», S. 96 f.). Und nicht zuletzt gilt der jahrhundertealte Ausspruch von Paracelsus: «Nur die Dosis macht das Gift.» Denn tatsächlich kann man es mit der Liebe zu einzelnen Lebensmitteln übertreiben, bis der sprichwörtliche Arzt kommt: So gibt es Einzelfälle, in denen Menschen über längere Zeiträume große Mengen Bananen essen, bis der Blutzuckerspiegel permanent erhöht ist, oder exzessiv schwarzen Tee trinken, bis Nieren oder Knochen leiden. Im Normalfall wird einem aber wohl eher schlecht, bevor es zu solchen Vergiftungserscheinungen kommen kann.

Die Liste der Beispiele ließe sich endlos fortsetzen, weswegen in den Ernährungswissenschaften die Einsicht gilt: Es gibt keine gesunden oder ungesunden Lebensmittel, es gibt nur gesunde oder ungesunde Ernährungsweisen. Aber was die angeht, kann man eines mit Gewissheit sagen – mit einer abwechslungsreichen Ernährung, bei der man die bekannten Risikofaktoren – wie etwa eine familiäre Neigung zu erhöhten Cholesterinwerten – sowie individuelle Voraussetzungen – darunter Lebensmittelunverträglichkeiten und Allergien – berücksichtigt, schafft man schon mal eine gute Grundlage.

Ein Zuviel oder Zuwenig an Eiweißen, Fetten und Kohlenhydraten wirkt sich auf den Energiehaushalt des Körpers aus. Bei einem ausgeglichenen Energiehaushalt halten sich Energiezufuhr und Energieverbrauch die Waage. Führen wir unserem Körper durch Essen und Trinken mehr bzw. weniger Energie zu, als wir verbrauchen, können wir das – als einen der offensichtlichsten Effekte – früher oder später an unserer Waage ablesen. Doch was ist zu viel und was zu wenig?

Einfach mal den Gürtel enger schnallen

Generell kann man sagen, dass wir sehr viel weniger Kalorien brauchen, als lange Zeit gedacht. Laut Untersuchungen der russischen Neurochirurgin Galina Šatalova, die in den 1960er Jahren an der Kosmonautenausbildung beteiligt war, soll sogar eine tägliche Zufuhr von 400 bis 500 Kalorien auf veganer Basis ausreichend sein (Šatalova 2002). Was für den Durchschnittsmenschen abenteuerlich klingt, hat Šatalova in Experimenten erfolgreich ausprobiert. In den 1980er Jahren meisterte die damals über 70-Jährige u. a. mehrere Wüstendurchquerungen mit mehreren Freiwilligen ohne nennenswerte gesundheitliche Einbußen, obwohl alle Teilnehmer nur so wenige Kalorien zu sich nahmen.

Nach derzeitigem Stand der Wissenschaft ist eine solch extreme Kalorienreduktion allerdings nur für sehr begrenzte Zeit zu empfehlen, und es steht auch noch aus zu beweisen, ob sie allen Menschen dauerhaft möglich wäre. Denn auf lange Sicht drohen Mangelerkrankungen, so ausgewogen man den Speiseplan auch gestalten mag. Außerdem bedarf es umfangreichen und detaillierten Wissens, welche Mikronährstoffe der Körper in welchen Mengen und Zusammensetzungen braucht. Davon abgesehen stellt sich natürlich auch die Frage, ob bei einer solchen Ernährungsweise nicht für sehr viele Menschen auch Lebensqualität verlorengeht.

Die meisten von uns würden vor einem Speiseplan à la Šatalova sicherlich früher oder später kapitulieren. Selbst wenn die Aussicht bestünde, wie von Šatalova behauptet, mit dieser Ernährung 150 Jahre alt werden zu können, oder laut dem Autor Nun Amen-Ra (2016) wahrscheinlich sogar noch älter.

Dennoch zeigen diese Erfahrungen, dass es sich lohnt, die Anzahl der Kalorien, also die Menge der Energie, die wir täglich benötigen, genauer zu betrachten.

Diese Zahl ist so individuell wie wir: Alter, Größe, Statur, Gewicht, individueller Stoffwechsel, aber auch der allgemeine Gesundheitszustand sowie körperliche Bewegung, geistige Tätigkeit und seelische Belastungen beeinflussen diese Größe. Und selbst wenn man das alles berücksichtigt, kristallisiert sich eins heraus: Wir überschätzen in der Regel unseren Kalorienbedarf.

Die DGE geht davon aus, dass Erwachsene mit Normalgewicht und mit geringer körperlicher Aktivität in einem Alter von 51 bis 64 Jahren pro Tag ca. 2200 kcal (Männer) bzw.

1700 kcal (Frauen) benötigen, ab 65 Jahren sinkt der tägliche Bedarf für Männer sogar noch um etwa 100 kcal. Wenn Sie sich nun vergegenwärtigen, dass eine Tiefkühl-Pizza bereits mit um die 1300 kcal zu Buche schlägt, sehen Sie, dass wir sehr schnell sehr viel mehr essen, als wir eigentlich brauchen. Doch nicht nur der Blick auf die Kalorientabelle hilft dabei, den Überblick zu behalten. Horchen Sie beim Essen häufiger mal in sich hinein: Haben Sie überhaupt noch Hunger? Oder essen Sie (weiter), weil noch etwas auf dem Teller ist? Oder – noch unnötiger – aus Langeweile? Bewusstes Essen steigert den Genuss und hilft beim Kaloriensparen.

Dass der Körper enorm davon profitiert, hin und wieder auf Sparflamme zu schalten, konnte in Tierversuchen mehrfach nachgewiesen werden. Bei Mäusen ließ sich sogar ein lebensverlängernder Effekt nachweisen (Mitchell u. a. 2019). Dieses Ergebnis konnte in zwei Langzeitstudien mit Rhesusaffen zwar nicht in dieser Deutlichkeit bestätigt werden. Doch auch wenn sich die Lebensspanne der auf Diät gesetzten Tiere nicht unbedingt verlängerte, so war doch in beiden Studien zweifellos zu beobachten, dass sie im Alter gesünder waren. Wie zu erwarten, litten sie weniger häufig an Diabetes und Herz-Kreislauf-Erkrankungen, aber auch bestimmte Krebserkrankungen traten weniger häufig auf (Mattison u. a. 2017).

Ergebnisse aus Tierversuchen lassen sich natürlich nur bedingt auf den Menschen übertragen. Trotzdem dürfte wenig Zweifel daran bestehen, dass ein langfristiger moderater Verzicht auf Kalorien sich förderlich auf unsere Gesundheit auswirkt. Damit wir uns nicht falsch verstehen: Damit ist keine Selbstkasteiung gemeint und auch kein verbissenes Kalorienzählen, das womöglich in Stress ausartet, und schon gar kein Hungern, sondern ganz einfach ein Bewusstsein dafür, dass wir im ständigen Überfluss leben und ein wenig Verzicht hier und da uns erwiesenermaßen guttut.

Erinnern Sie sich einfach mal daran, wie schwerfällig, träge und müde Sie sich nach einer üppigen Mahlzeit fühlen. Das ist kein Wunder, wenn man bedenkt, wie viel Energie der Körper für die Verdauung benötigt – Energie, die dann anderen Organen, inklusive des Gehirns, fehlt! Kalorienreduktion und Fasten (dazu im Anschluss mehr) sind also gewissermaßen eine Art Urlaub für den Körper.

Denn wenn wir unserem Körper dauerhaft mehr Energie zuführen, als wir verbrennen, führen wir ihm nicht nur unter Umständen mehr Schadstoffe zu, sondern überlasten ihn auch: Nahrung und Nährstoffe werden nicht mehr ausreichend schnell verstoffwechselt, Abfallprodukte nicht mehr komplett entsorgt bzw. recycelt. Dadurch sammeln sich Stoffe an, mit denen der Körper nichts mehr anfangen kann. Sie lagern sich aus Mangel an Alternativen im Gewebe zwischen den Körperzellen und den Gefäßen an, wo normalerweise der Sauerstoffaustausch stattfindet. Sind diese Zwischenräume belegt bzw. verstopft, kann der Sauerstoff aber nicht mehr bis zu allen Zellen gelangen, wo er eigentlich benötigt wird. Einige Mediziner gehen davon aus, dass diese Prozesse die Entstehung von Krankheiten wie Diabetes Typ 2, Herz-Kreislauf-Erkrankungen und auch Krebs (vgl. u. a. Probst 2016) befördern kann.

Wir tun also gut daran, darauf zu achten, wie viel wir essen.

Intervallfasten – täglicher Kurzurlaub für den Körper
Sicherlich haben Sie im Zusammenhang mit gesunder Ernährung und Kalorienreduktion schon mal vom Intervallfasten gehört. Dahinter verbirgt sich ein Wechsel zwischen Phasen,

in denen man isst, und Phasen, in denen man auf Nahrung verzichtet. Entweder man fastet im täglichen 16:8-Rhythmus, das heißt, man fastet 16 Stunden lang, um anschließend während der verbleibenden acht Stunden normal zu essen. Oder man entschiedet sich für einen wöchentlichen 5:2-Rhythmus, bei dem man 5 Tage lang normal isst und zwei Tage lang fastet.

Unser Körper ist von jeher darauf ausgelegt, phasenweise ohne besonders viel Nahrung auszukommen. Was früher eine Konsequenz der natürlichen Gegebenheiten war, ist angesichts des Überflusses, in dem zumindest wir in den Industriegesellschaften heute leben, allerdings längst in Vergessenheit geraten. Dabei ist unser Organismus in der Lage, Energiereserven zu bilden und bei Bedarf davon zu zehren. Gleichzeitig wird auch der Energieverbrauch gedrosselt, der Körper weiß schließlich nicht, wie lange der «Engpass» andauern wird. Reichen diese Maßnahmen nicht aus bzw. bleibt die Versorgung mit Nährstoffen über einen längeren Zeitraum aus, kommt es zu einem Prozess, den es zu vermeiden gilt: Aus Mangel an Alternativen bedient sich unser Stoffwechsel der Proteine, aus denen unsere Muskelfasern bestehen. Der Trick beim Intervallfasten besteht also darin, wiederholt, aber zeitlich begrenzt auf unsere Reserven zuzugreifen, ohne dass der Stoffwechsel sich verlangsamt und Muskeln abgebaut werden.

Auf diese Weise umgeht das Intervallfasten den sogenannten Jo-Jo-Effekt, der bei vielen anderen Diäten die hart erkämpfen Erfolge rasch wieder zunichtemacht. Doch etwas anderes fällt noch weitaus stärker ins Gewicht: Während des Fastens kurbelt der Körper eine Reihe biochemischer Vorgänge an, in deren Verlauf er u.a. entzündungshemmende Stoffe ausschüttet bzw. weniger sogenannte Entzündungsmediatoren produziert – also die Botenstoffe, die eine Entzündung im Körper auslösen oder aufrechterhalten. Und genau darin liegt das Geheimnis des Intervallfastens. Den allermeisten Erkrankungen und höchstwahrscheinlich auch dem Alterungsprozess selbst liegen Entzündungsprozesse zugrunde. Das heißt: Was auch immer dabei hilft, Entzündungen im Körper zu reduzieren, trägt wesentlich dazu bei, dass wir gesund und vital bleiben. Darüber hinaus wird über intermittierendes Fasten die Produktion von Wachstumshormonen stark erhöht. Das kann insbesondere für sportlich ambitionierte Menschen von Interesse sein, weil Wachstumshormone u. a. den Muskelaufbau und den Fettabbau zur Energiebereitstellung fördern.

Entsprechend hat sich in etlichen Tierversuchen gezeigt, dass regelmäßiges, geplantes Kurzzeitfasten die Lebenserwartung erhöht und das Risiko für altersbedingte Krankheiten verringert (Anson, Jones und de Cabod 2005; Mitchell u. a. 2019).

Schauen wir uns weiter in der Tierwelt um, scheint es noch mehr Hinweise dafür zu geben, dass eine Kalorienreduktion Einfluss auf die Lebensdauer hat: Durch eine geringere Kalorienzufuhr wird der Stoffwechsel verlangsamt. Beispielsweise sind Alligatoren durch einen verlangsamten Stoffwechsel von einer ruhigen Lebensweise geprägt und werden dadurch fast doppelt so alt wie ihre Verwandten, die Echten Krokodile. Noch länger leben Schildkröten, sogar bis zu 200 Jahre. Eine mögliche Erklärung für diese lange Lebensdauer ist ihr ausgesprochen langsamer Metabolismus, also ihr Stoffwechsel. Dieser ist bei allen Organismen für das Wachstum zuständig und wird vom Herzschlag beeinflusst. Je schneller das Herz schlägt, desto schneller wird die Nahrung verstoffwechselt und desto schneller altert das Lebewesen.

Die Ernährung und die langsame Verdauung spielen dabei eine entscheidende Rolle: Manche Schildkrötenarten kommen über mehrere Monate ohne zu trinken und zu essen aus, da sie die aufgenommene Nahrung lediglich langsam verdauen und sich kaum bewegen.

Wie immer lassen sich die Beobachtungen aus der Tierwelt und Ergebnisse aus den Tierversuchen nicht eins zu eins auf den Menschen übertragen, doch es besteht die begründete Hoffnung, dass sich das Intervallfasten auch im menschlichen Organismus positiv auswirkt.

Inzwischen hat man z.B. nachgewiesen, dass Intervallfasten die Regeneration unserer Körperzellen und so auch diejenige unseres Bindegewebes fördert (Schleip und Bayer 2019).

Darüber hinaus belegt eine Studie zum Intervallfasten, die 2019 mit 1422 Personen an der Buchinger-Wilhelmi-Klinik in Überlingen durchgeführt wurde, die vielfältigen positiven Auswirkungen des dort praktizierten Intervallfastens: Die im Fettgewebe gespeicherte Energie wird mobilisiert, der Stoffwechsel schaltet von Glukose- auf Fettverbrennung um, und diverse Blutwerte verbessern sich. Das spiegelt sich wiederum auch darin, dass gesundheitliche Beschwerden wie z.B. Arthritis, Diabetes Typ 2 und Bluthochdruck gelindert werden. Darüber hinaus kommt es zu einem signifikanten Gewichtsverlust (Drinda u.a. 2019). Das Fazit der Autorengruppe: «Zusammenfassend hat sich gezeigt, dass dieses spezielle Fastenprogramm ein sicherer und gut verträglicher Ansatz zur Prävention von alterungsbedingten Erkrankungen und Behandlung chronischer Stoffwechselstörungen einschließlich Gewichtsproblemen ist.»

Wer das Intervallfasten für sich ausprobieren möchte, sollte über eine gute individuelle gesundheitliche Verfassung verfügen oder sich um ärztliche Begleitung bemühen.

Gesundheit geht durch den Magen –
Qualität statt Quantität

Der Lebensstandard in den Industrienationen hat Mangelerscheinungen durch zu weniges Essen erfreulicherweise zu einem Randphänomen gemacht. Stattdessen kämpfen wir nun eher mit den bereits erwähnten Zivilisationskrankheiten, die häufig genug ihren Anfang in einer Überversorgung mit Nährstoffen nehmen.

Als Erstes macht sich ein Zuviel meist beim Gewicht bemerkbar. Wer kennt nicht den sorgenvollen Blick auf die Anzeige der Waage?

Ob vorbeugend oder im Nachhinein, wer den Kampf gegen überflüssige Pfunde aufnimmt, den begleitet in aller Regel auch eine Nährwerttabelle. Das scheint nur sinnvoll: Wenn Sie wissen, welche Lebensmittel wie viel Kalorien enthalten, können Sie sich Ihren Speiseplan so zusammenstellen, dass Sie damit den eigenen Bedarf nicht übersteigen. Doch so einfach ist es leider nicht: Auch wenn der empfohlene Richtwert für den täglichen Energiebedarf bei rund 2000 kcal liegt, handelt es sich erstens (wie gesagt) um eine individuelle Größe, die sich nicht nur von Mensch zu Mensch unterscheidet, sondern auch maßgeblich durch die Lebensumstände bestimmt wird. Ein Altenpfleger, der den ganzen Tag bewegungseingeschränkte Menschen wäscht, anzieht, in den Rollstuhl hebt und sich dabei körperlich verausgabt, hat einen deutlich höheren Bedarf als eine IT-Spezialistin, deren Berufsalltag sich im Wesentlichen im Sitzen am Bildschirm abspielt. Und zweitens ist reines Kalorienzählen nicht zielführend, selbst wenn man seinen persönlichen Bedarf kennt.

Die Krux dabei ist nämlich, dass es einen enormen Unterschied macht, woher die aufgenommene Energie stammt bzw. wie sie sich zusammensetzt: Ob ich eine Tüte Chips esse oder die vergleichbare Kalorienmenge als Bircher Müesli oder Gemüsepfanne zu mir nehme, macht einen großen Unterschied. Doch nicht nur der Mangel an gesunden Inhaltsstoffen lässt den Kartoffelsnack alt aussehen – bei der industriellen Verarbeitung entstehen auch noch Stoffe wie Transfette, die für sich genommen schon ein Gesundheitsrisiko darstellen. Außerdem ändert sich der Energiegehalt von Lebensmitteln je nach Zubereitungsart: Salzkartoffeln, Bratkartoffeln und Pommes frites haben – wenig überraschend – einen unterschiedlichen Brennwert.

Der Brennwert ist für sich allein genommen also eine Angabe, die mit Vorsicht zu genießen ist. Denn Energie wird ganz unterschiedlich verwertet: Die Energie aus einem Marmeladentoast ist schnell verfügbar, weil der darin enthaltende Zucker aus sogenannten kurzkettigen Kohlenhydraten besteht, die rasch verarbeitet werden können. Als Reaktion auf diesen «schnellen Zucker» steigt der Insulinspiegel sprunghaft an, um den Transport des Zuckers zu den Körperzellen zu gewährleisten. Muskeln und Organe können aber nicht so prompt reagieren, sodass der anfallende Überschuss in den Fettzellen gespeichert wird.

Ein Porridge aus Haferflocken mit derselben Menge Kalorien besteht hingegen aus langkettigen Kohlenhydraten, die ihre Energie über einen längeren Zeitraum freisetzen, sodass weniger Insulin gebraucht wird und der Körper die Energie in Ruhe verwerten kann.

Ernährung nach Fahrplan – welche Lebensmittel passen zueinander?

Und um es noch etwas komplizierter zu machen: Wie gut wir Nährstoffe aufnehmen und verwerten können, hängt auch davon ab, in welcher Form und welcher Kombination wir sie zu uns nehmen. Dass es wichtig ist, Salat mit einem hochwertigen Pflanzenöl zu kombinieren, um dessen Nährstoffe optimal nutzen zu können, habe ich bereits erwähnt. Hier sind noch weitere Hinweise für Sie:

Jungbrunnentipps für ideale Lebensmittelkombinationen

- Wenn Sie vom Eisengehalt des Spinats profitieren wollen, servieren Sie ihn mit Paprika oder Tomaten – das darin enthaltene Vitamin C hilft, das Eisen besser zu verwerten.
- Würzen Sie gerne mit Kurkuma, um in den Genuss der antientzündlichen Wirkung seines Wirkstoffs Curcumin zu kommen? Dann fügen Sie eine Prise schwarzen Pfeffer hinzu. Dank des darin enthaltenen Piperins verbessert sich die Aufnahme des Curcumins um das Zehn- bis Zwanzigfache.
- Grüner Tee ist ebenfalls für seine entzündungshemmende Wirkung bekannt, doch erst die Kombination mit Zitrone macht es möglich, die in ihm enthaltenen Antioxidantien auch gut zu verwerten.
- Tomaten verdanken ihr leuchtendes Rot einem Inhaltsstoff namens Lycopin, der aber mehr kann, als farbenfrohe Akzente in den Salat zu zaubern: Das fettlösliche Pigment gilt als einer der wirksamsten Radikalfänger und ist dadurch ein wertvoller Verbündeter für den Zellschutz und die Immunabwehr. Genießen Sie Ihre Tomaten-Mozzarella-Vorspeise oder die Pastasoße also am besten mit einem Schuss Olivenöl, damit Ihr Körper das Lycopin bestmöglich aufnehmen und verwerten kann.
- Ein Klassiker, den Sie sicher kennen, ist Kümmel: Das

enthaltene ätherische Öl regt die Verdauung an, löst Krämpfe, hilft gegen Blähungen sowie Völlegefühl und wirkt sogar antimikrobiell. Kein Wunder, dass er als Gewürz für schwer verdauliche Gerichte so beliebt ist. Probieren Sie es doch mal wieder aus!

– Es gibt im Übrigen auch No-Gos, wenn es um Lebensmittelkombinationen geht: Wenn Sie sich abends vor dem Fernseher Schokolade gönnen, sollten Sie auf die zusätzlichen Chips lieber verzichten: Zucker sorgt, wie Sie inzwischen wissen, für die Ausschüttung von Insulin. Doch das Fett der Chips bewirkt, dass nicht der Zucker in die Zellen transportiert wird, sondern das Fett in die Fettzellen.

Auch die Reihenfolge des Essens spielt eine Rolle, wenn wir über gute Ernährung sprechen: Viele Menschen gehen ja davon aus, dass das Essen im Magen einfach «gemischt» wird. Doch in der Realität wird es «gestapelt»: Was wir zuletzt gegessen haben, verdauen wir entsprechend auch als Letztes. Warum Sie das interessieren sollte? Weil Proteine, Kohlenhydrate und Fette unterschiedlich schnell verarbeitet werden. Deshalb ist es empfehlenswert, die Nahrungsmittel zuerst zu essen, die am schnellsten verdaut werden. Dazu zählen stark wasserhaltige Lebensmittel wie Obst.

Lassen Sie mich das an einem Beispiel festmachen: Viele Menschen essen gerne einen gesunden Obstsalat zum Nachtisch. Haben Sie vorher ein Kartoffelgratin und Fleisch gegessen, werden diese zuerst verdaut. Das Fleisch (= Proteine) braucht am längsten, um verdaut zu werden, die Kartoffeln (= Kohlenhydrate) am zweitlängsten – bis dann das Obst «dran» ist, kann es gären und z. B. Magenbeschwerden und andere Verdauungsprobleme verursachen.

Mein Tipp für Sie: Essen Sie, auch wenn es sich zunächst falsch, weil ungewohnt anfühlen mag, zuerst das Obst, dann das Gemüse, dann Kohlenhydrate wie Kartoffeln oder Reis und erst anschließend das Fleisch. Ihre Verdauung wird es Ihnen danken.

Warum der Zeitpunkt des Essens entscheidend sein kann
Lange ist man davon ausgegangen, dass es gesünder ist, wenn wir öfter über den Tag verteilt kleinere Mengen essen und dabei fünf Portionen Obst und Gemüse zu uns nehmen. Mittlerweile ist man zu einer anderen Erkenntnis gelangt: Neben der Qualität des Essens bzw. dessen Zusammensetzung ist auch der Zeitpunkt der Nahrungsaufnahme von großer Bedeutung. Solange wir nach dem Essen eine längere Pause machen, in der unser Körper in die sogenannte Ketogenese, d. h. in die Bildung von Ketonkörpern umschaltet, ist dies die gesündere Variante. Insbesondere dann, wenn dem Körper wenig Kohlenhydrate zur Verfügung stehen. Ohne eine Kalorienzufuhr von außen beginnt der Körper, selbst produzierte Zucker umzusetzen, die gesünder sind als die in vielen industriell hergestellten bzw. verarbeiteten Lebensmitteln enthaltenen Zuckerarten. Das schützt unsere Zellen und stärkt unser körpereigenes Reparatursystem.

Parallel hierzu setzt die sogenannte Autophagie ein. Der Zellbiologe Yoshinori Ohsumi entdeckte diesen Vorgang bei Hefekulturen und bekam dafür 2016 sogar den Nobelpreis für Medizin verliehen (Takeshige u. a. 1992; Baba u. a. 1994). Ohsumi wollte mit seiner Forschung ursprünglich herausfinden, wie Zellen mit einer akuten Hungersituation umgehen, was also passiert, wenn nicht mehr genügend Proteine vorhanden sind, um lebenswichtige Moleküle zu produzieren. Er entdeckte, dass die Körperzellen anfangen,

Teile von sich selbst abzubauen, von fehlerhaften Molekülen bis hin zu ganzen Zellorganellen – «Autophagie» heißt übersetzt Selbstverdauung. Was dabei übrig bleibt, dient dann als Ausgangsstoff für neue, gesunde Strukturen. Dieser Recyclingmechanismus ermöglicht unseren Zellen also einen hocheffizienten Umgang mit den körpereigenen Ressourcen.

Wenn wir krank sind, läuft die Autophagie auf Hochtouren, weswegen wir auch keinen oder weniger Hunger haben. Das hat zwei Gründe: Zum einen spart der Körper sich die Energie, die für die Verdauung gebraucht würde. Zum anderen ist er vollauf damit beschäftigt, sich zu reparieren, und setzt dabei auf die bereits vorhandenen Baustoffe. Dass auch bei längeren Pausen eine optimale Versorgung mit Nährstoffen gewährleistet ist, verdanken wir der Fähigkeit unseres Körpers, Nährstoffe, Vitamine und Spurenelemente ausreichend lange lagern zu können.

Als wichtiges Zahnrad innerhalb der Immunabwehr ist die Autophagie eng mit den Entzündungsprozessen in unserem Körper gekoppelt. Dabei wird die Autophagie durch Entzündungen aktiviert und gesteuert. Im Gegenzug ist sie aber auch an der Regulation dieser Prozesse beteiligt.

Womit sich der Kreis schließt: Das Intervallfasten sowie die damit einhergehende Autophagie bremsen Entzündungen im Körper und wirken so vorbeugend gegen Krankheiten und Alterungsprozesse. Das können wir durch eine bewusste Ernährung zusätzlich unterstützen.

Das Entzündungsaltern ausbremsen

Wenn wir über Gesundheit im Alter nachdenken, spielt die Frage von Mobilität eine besondere Rolle. Neben Bewegung hat auch die Ernährung zentralen Einfluss auf unsere Fitness.

Sie entscheidet, wie viel und in welcher Form unser Körper sich überhaupt bewegen kann. Nicht nur Verletzungen und/oder Verschleiß schränken unsere Mobilität ein: Bei einem grippalen Infekt mit Fieber wundert sich niemand darüber, wenn das Treppensteigen oder sogar das Aufstehen vom Sofa zu anstrengend sind. Und das Phänomen «Pudding in den Knien» nach ein paar Tagen Bettlägerigkeit dürften die meisten von uns kennen. Das legt sich aber natürlich wieder, sobald die Krankheit vollständig auskuriert ist. Als echte Bremse erweisen sich aber die vielen kleinen Entzündungsherde im Körper, die meist unbemerkt vor sich hin schwelen und für die Entstehung etlicher Krankheiten eine entscheidende Rolle spielen: von Herz-Kreislauf-Erkrankungen über Diabetes Typ 2 bis hin zu Krebs.

Wenn wir im Alltag von einer Entzündung sprechen, haben wir meist eine Abwehrreaktion des Körpers vor Augen, die durch Krankheitserreger von außen ausgelöst worden ist. Sie ist eine ganz normale Reaktion unseres Immunsystems, das spezialisierte Körperzellen zur Bekämpfung der Eindringlinge bereitstellt und mit Hilfe bestimmter Botenstoffe aktiviert. Allerdings schüttet unser Körper zunehmend mehr von diesen Botenstoffen aus, je älter wir werden – die Zellen befinden sich also gewissermaßen in einer permanenten Abwehrreaktion, in einer Art Entzündungszustand, der auf Dauer Krankheiten forciert.

Dementsprechend spricht man vom *Inflammaging* bzw. vom Entzündungsaltern, wie ich bereits im Kapitel «Das Entzündungsaltern ausbremsen» (siehe S. 99 ff.) ausgeführt habe. Inzwischen geht man davon aus, dass auch Osteoporose, Atherosklerose und Arthritis durch das Entzündungsaltern befördert werden. Wollen wir dem Alter ein Schnippchen schlagen, tun wir also gut daran, Entzündungsprozesse im Körper möglichst gering zu halten bzw. ihnen vorzubeugen.

Auch hier spielt die Ernährung neben anderen Faktoren wie Bewegung und Sozialkontakten eine besondere Rolle: Mediziner empfehlen eine Ernährung, die reich an Antioxidantien ist, weil sie, wie bereits erwähnt (s. Seite 74 f.), entzündungshemmend wirken. Die Liste der Lebensmittel, mit denen man dem Entzündungsaltern vorbeugen kann, ist lang: Gemüse, fruktosearmes Obst, Nüsse, aber auch Gewürze wie Ingwer, Chili und Kurkuma. Umgekehrt kann man die Sache auch von der gegenteiligen Perspektive angehen: Zucker, Weizenprodukte und Fleisch betätigen sich im Körper als regelrechte «Brandstifter» – weswegen sie entsprechend seltener auf dem Speiseplan auftauchen sollten.

Mit Essen gegen Demenz?

Demenz ist eine Erkrankung, bei deren Entwicklung entzündlichen Prozessen eine Sonderrolle zugeschrieben wird. An ihr lässt sich besonders gut ablesen, wie unser körperlicher und geistiger Zustand äußeren und zeitlichen Einflüssen unterworfen ist. Wenn wir geboren werden, wiegt unser Gehirn ca. 300 Gramm. Die ersten 20 Jahre vervierfacht es dann sein Gewicht auf etwa 1300 Gramm, um dann in den nächsten 60 Jahren wieder um mehr als zehn Prozent davon zu verlieren. Außerdem verändert sich die Zusammensetzung der Hirnmasse. In vergleichenden Scans kann man deutlich erkennen, dass unser Gehirn mit zunehmendem Alter an Substanz verliert (Voelpel 2016).

Dass dieser im Grunde natürliche Prozess problematisch wird, liegt an unserer stetig steigenden Lebenserwartung. Wurde man nämlich früher gar nicht so alt, dass sich die Veränderungen in der Gehirnsubstanz hätten bemerkbar machen können, kommt Demenz inzwischen immer mehr zum Tragen, und zwar genau in dem Maße, in dem wir als Gesellschaft älter werden.

Auch die Entstehung von Demenz folgt dem altbekannten Prinzip: Einzelne kleinere Fehltritte, die sich im Lauf eines langen Lebens zwangsläufig wiederholen, wirken sich über die konstante Wiederholung irgendwann massiv auf das Gehirn aus, bildlich gesprochen: Steter Tropfen höhlt den Stein. Die Ursachenforschung zu Demenz steckt noch in den Kinderschuhen, und auch zum Zusammenspiel der vielen verschiedenen Risikofaktoren weiß man noch vergleichsweise wenig. Was aber außer Zweifel steht:

Demenz geht mit Entzündungen im Gehirn einher. Und die können wir gezielt hemmen. Wer die Bausteine der Jungbrunnenformel – Ernährung, Bewegung, Schlaf, Atmung und Entspannung sowie soziale Kontakte – berücksichtigt, ist auf einem guten Weg. Hier wollen wir uns auf die Ernährung konzentrieren. (Wer noch spezifischere Hinweise zu Alzheimer sucht, findet sie bei Jean Carper *100 Simple Things You Can Do to Prevent Alzheimer's and Age-Related Memory Loss* [2012] und Michael Nehls [2019] *Die Alzheimer-Lüge: Die Wahrheit über eine vermeidbare Krankheit*.)

Die Ernährungswissenschaftler Martin Kreutzer und Anne Larsen, die auf gesunde und leistungssteigernde Ernährung spezialisiert sind, haben eine fünfstufige Pyramide entwickelt, in der Lebensmittel je nach ihrer entzündungshemmenden und bzw. entzündungsfördernden Wirkung eingeteilt werden (vgl. Kreutzer und Larsen 2017). Die Basis bilden antientzündliche Lebensmittel wie Beeren, Kohl, Fisch, Oliven, Kräuter – vieles davon kennen wir als Bestandteil der mediterranen Kost, die nicht von ungefähr als gesündeste Ernährungsweise der Welt bekannt ist. Sie ist basisch und kalorienarm, enthält aber gleichzeitig viele Vitamine und Spurenelemente. An der Spitze der Ernährungspyramide von Kreutzer und Larsen befindet sich all das, was wir nur zu gerne essen, Entzündungen im Körper aber wie ein Brandbeschleuniger anfacht: Süßes, fettiges Fastfood und Alkohol.

Auch wenn wir nach wie vor nicht wissen, welche Mechanismen denn nun genau greifen – dass wir mit Hilfe der Ernährung unser Risiko für eine Demenzerkrankung senken können, ist inzwischen Konsens. Dabei hat sich mit der Mittelmeer-Diät eine Ernährungsweise bewährt, die vor allem auf Gemüse und Obst, Fisch und Kohlenhydrate setzt. Sie knüpft u. a. an diesen Stellen an:

- **Mobilisierung der Abwehrkräfte:** Die Vitamine in Obst und Gemüse ermöglichen es unserem Immunsystem, reibungslos zu funktionieren.
- **Schutz der Nervenzellen:** Die Antioxidantien (siehe Kasten auf S. 70 f.) in Obst und Gemüse verhindern, dass die Zellen u. a. durch freie Radikale geschädigt werden, während die Omega-3-Fettsäuren im Fisch die Kommunikation zwischen den Nervenzellen im Gehirn unterstützen und Entzündungen entgegenwirken.
- **Regulierung des LDL-Cholesterinspiegels:** Mit einem hohen LDL-Cholesterinwert steigt das Risiko für Herz-Kreislauf-Erkrankungen, daher ist LDL *(Low Density Lipoprotein)* umgangssprachlich auch als «böses Cholesterin» bekannt. Die ungesättigten Fettsäuren im Olivenöl helfen dabei, es in Schach zu halten. Und auch die Kohlenhydrate in Brot, Nudeln, Reis und Kartoffeln tragen dazu bei.
- **Schutzschild gegen Homocystein:** Je höher die Konzentration dieser Aminosäure in unserem Blut, desto höher die Gefahr, an Alzheimer zu erkranken. Die

Folsäure in grünem Gemüse und Hülsenfrüchten hält den Homocysteinspiegel in Balance und senkt dadurch übrigens nicht nur das Alzheimer-, sondern auch gleich noch das Herzinfarktrisiko.

Jungbrunnentipps: Mit Antioxidantien dem Alterungsprozess entgegenwirken
Antioxidantien entfalten ihre gesundheitsfördernde Wirkung dann optimal, wenn sie im Rahmen einer gemüse- und obstreichen Ernährung aufgenommen werden. Antioxidantien stecken vor allem in Obst und Gemüse. Bevorzugen Sie deshalb:
- grünes Blattgemüse
- Blaubeeren, Zitrusfrüchte, Äpfel
- Tomaten, Möhren, Kartoffeln, Brokkoli, Grünkohl, Mais
- Nüsse, Hirse, Chia-Samen und Leinsamen
- Wildlachs
- Kräuter, Chili, Ingwer und Kurkuma

Fleisch und tierische Produkte – «Ja, klar!» oder «Nein, danke!»?

An dieser Frage scheiden sich die Geister. Ich möchte mich an dieser Stelle auch gar nicht in die moralisch-ethische Debatte einschalten: Die Frage, ob Sie in Kauf nehmen, dass für Ihr Essen Tiere getötet werden, müssen Sie für sich selbst beantworten. Aus evolutionärer Sicht sind wir Menschen jedenfalls schwerpunktmäßig auf vegetarische Nahrung ausgelegt. Fleisch war im Ernährungsplan unserer Vorfahren eigentlich nur als Ausnahme gedacht, um als «Allesfresser» bessere Überlebenschancen zu haben und in kürzester Zeit mehr Energie aufnehmen zu können. Forscher vermuten, dass die im Fleisch enthaltenen Proteine evolutionsbiologisch zu einer besseren Gehirnentwicklung geführt haben. Dabei gibt es Nahrungsmittel, die im Vergleich, also auf 100 g gerechnet. wesentlich mehr Proteine enthalten als Fleisch, z.B. Samen wie Chia oder Algen wie Chlorella und Spirulina. Wer seine Nahrung geschickt zusammenstellt, kann sich überwiegend vegetarisch ernähren, ohne gesundheitliche Einbußen in Kauf nehmen zu müssen, und kann so, im Gegenteil, von den Vorzügen der fleischlosen Ernährungsweise profitieren.

Im Sommer 2019 hatte ich die Gelegenheit, bei Dominik Sky, einem der weltweit führenden Calisthenics-Athleten, gemeinsam mit internationalen Sportlern zu trainieren. Bei dieser Trainingsart stehen Eigengewichtsübungen wie Klimmzüge, Kniebeugen und Liegestütze im Mittelpunkt, deren Schwierigkeitsgrad schrittweise erhöht wird (mehr dazu ab S. 141). Und obwohl die meisten Trainingsgäste deutlich jünger waren und mehr Zeit in ausgefeilte Trainingsprogramme investierten, hatte ich wenig Schwierigkeiten, bei ihrem täglichen Work-Out mitzuhalten. Aus meiner Sicht sind zwei Faktoren dafür verantwortlich: Erstens habe ich mir eine sehr umfassende Fitness aufgebaut (siehe dazu auch Kapitel «Zerofitness – Bewegung als Teil der Geisteshaltung», und zweitens achte ich auf eine gesunde, ausgewogene und überwiegend pflanzliche Ernährung, die darauf ausgerichtet ist, die Leistungsfähigkeit meines Körpers zu optimieren.

Obwohl sich langsam ein Trend zu pflanzlichen Lebensmitteln abzeichnet, setzen noch immer viele Leistungssportlerinnen und -sportler auf tierische Proteine, z.B. in Form von Hüttenkäse und Thunfisch, so auch die Teilnehmer des Trainingscamps bei Dominik Sky.

Dabei wird in weiten Teilen des Profisports nicht nur auf ausgefeilte Trainingsprogramme Wert gelegt, sondern auch auf sorgfältig ausgetüftelte Ernährungspläne: So stehen entzündungshemmende Lebensmittel konsequenterweise ganz weit oben, und alles, was erwiesenermaßen Entzündungen fördert, ist rigoros verboten. Ein Profifußballer, der in der Premier League spielt, erzählte mir, dass Milch und Milchprodukte bei den dortigen Vereinen vom Speiseplan verbannt sind.

Milch von Tieren steht seit geraumer Zeit in der Kritik, und etliche Studien stellen einen Zusammenhang zwischen Milch und Entzündungen im Körper her (siehe dazu auch Kasten auf S. 108 f.).

Wie bei so vielem gilt aber auch bei Milch, dass man differenzieren muss: So haben beispielsweise Versuche an der Ludwig-Maximilians-Universität München ergeben, dass pasteurisierte Kuhmilch, wie sie bei uns in den Supermärkten steht, tatsächlich Entzündungen befeuert, Rohmilch allerdings das Immunsystem stärkt (Loss u. a. 2015).

Was sich ganz einfach daraus erklärt, dass pasteurisierte Milch kurzzeitig erhitzt wird, um Mikroorganismen abzutöten, die krank machen oder zum schnellen Verderb führen. Das ist notwendig und hört sich auch erst einmal gut an. Die Kehrseite der Medaille ist allerdings, dass beim Pasteurisieren auch solche Mikroorganismen abgetötet werden, von denen wir profitieren würden. Die Abwägung zwischen pasteurisierter Milch und Rohmilch ist also auch eine Entscheidung zwischen unkompliziert, weil keimreduziert und dadurch länger haltbar, versus höherer Nährwehrt, mehr Enzyme, Antikörper und gesundheitsförderliche Bakterien, was die körpereigene Immunabwehr stärkt.

Ich persönlich vermeide es jedenfalls nach Möglichkeit, tierische Produkte in zu großen Mengen zu mir zu nehmen, und integriere bewusst basische Lebensmittel in meinen

Speiseplan, um einer Übersäuerung des Körpers im Allgemeinen und der Muskulatur im Speziellen entgegenzuwirken. So beuge ich u. a. auch Muskelkater vor. Gemüse, aber insbesondere Wildkräuter wie Brennnessel und Löwenzahn, Küchenkräuter wie Basilikum, Majoran, Petersilie und Schnittlauch, Tee wie Fenchel, Ingwer oder Melisse oder auch Algen wie Chlorella und Spirulina helfen mir in solchen Situationen, der Übersäuerung Einhalt zu gebieten.

Diese Erfahrung hat mich vor allem in meinem Credo «Wissen wirkt Wunder» bestärkt. Denn wenn man um die Hintergründe und Zusammenhänge weiß – in diesem speziellen Fall z. B. der «Übersäuerung» des Körpers und der Muskulatur durch Proteine tierischen Ursprungs –, dann lassen sich negative Effekte abfedern. Denn, um keine Missverständnisse aufkommen zu lassen: Es gibt säurebildende Lebensmittel wie Fisch, die sich dessen ungeachtet insgesamt sehr positiv auf die Gesundheit auswirken. Hier ist eben das Wissen gefragt, mit welchen basischen Nahrungsmitteln man gegensteuern kann, um sich diesen Nutzen nicht entgehen zu lassen. Obwohl unser Körper sich diesbzüglich selbst schützt, kann eine säurelastige Ernährung der Gesundheit auf Dauer schaden: Muss unser Körper ständig eine hohe Säurelast ausscheiden, steigt dabei unter anderem der Wert des Stresshormons Cortisol. Ist das Cortisol längere Zeit leicht erhöht, steigt meist der Blutdruck, und auch unser Skelettsystem ist beeinträchtigt. Dies kann man durch abwechslungsreiche überwiegend basische Ernährung verhindern.

Alles in allem lässt sich festhalten: Die Vorteile einer flexitarischen Ernährungsweise liegen klar auf der Hand. Weil pflanzliche Lebensmittel von Haus aus weniger Fett enthalten, nehmen wir automatisch weniger Energie auf, wenn sie den größten Teil unseres Speiseplans ausmachen. Außerdem versorgen sie uns mit einer Vielzahl entzündungshemmender Inhaltsstoffe. Der Effekt steht außer Frage und ist in etlichen wissenschaftlichen Studien nachgewiesen worden: Mit einem weitgehenden Verzicht auf tierische Produkte sinkt auch das Risiko für viele Krankheiten, darunter Bluthochdruck, Übergewicht, Diabetes Typ 2, Atherosklerose, Demenz etc. Und nicht nur Menschen profitieren davon, wenn wir uns vorwiegend pflanzlich ernähren, sondern auch Tiere und Umwelt.

Aber auch wenn sich das jetzt vielleicht für Sie so anhört: Ich möchte Sie gar nicht dazu drängen, Vegetarier oder womöglich Veganerin zu werden. Nehmen Sie Ihre Ernährung stattdessen aus Perspektive der Jungbrunnenformel unter die Lupe – vielleicht fällt Ihnen der Verzicht auf das tägliche Schnitzel leichter, wenn Sie sich vorstellen, wie dabei Ihr Gesundheitskonto anwächst.

Das gilt übrigens auch für alle, die sich bei tierischen Produkten bereits bewusst zurückhalten – stellen Sie sich statt der Currywurst einfach das Stück Kuchen zum Kaffee *nicht* vor.

Exkurs: Kuhmilch und Rindfleisch

Wenn Sie in den letzten Jahren einigermaßen aufmerksam die Medienberichterstattung verfolgt haben, wird Ihnen nicht die Debatte um die Kuhmilch entgangen sein. Ist sie nun gut? Oder schädlich? Und zu welcher Milch sollten Sie greifen?

Kuhmilch enthält viele Nährstoffe: Vitamine, Mineralien, Eiweiße und Fette. In Verruf geraten ist sie nicht nur wegen der zunehmenden Zahl an Menschen, die an Laktoseintoleranz leiden und bei denen sie u. a. Bauch- und Darmbeschwerden verursacht. Sondern auch

wegen der Hormone, die in der Milch enthalten sind.
Die Studien zu dem Thema geben keine eindeutige
Empfehlung: Einige weisen der Milch positive, andere
negative Effekte nach, einige gar keine.

Wie der inzwischen 83-jährige Virologe und Nobelpreis-
träger Harald zur Hausen nach jahrelanger Forschung
vermutet, tragen Fleisch und Milch europäischer
Rinder einen Erreger in sich, der die Wahrscheinlichkeit
erhöht, an Dickdarmkrebs, Brustkrebs und Multipler
Sklerose zu erkranken (zur Hausen und de Villiers 2015).
Es handelt sich dabei um ringförmige DNA-Bestand-
teile, die zur Hausen nach ihrem Ursprung als BMMFs
bezeichnet (*Bovine Meat and Milk Factors*, zu deutsch:
Rindfleisch- und Kuhmilch-Faktoren) und die er für
«neuartige Infektionserreger aus Milch und Fleisch als
Krebsrisikofaktoren» (DKFZ 2019) hält. Nach derzeitigem Kenntnisstand werden die BMMFs durch den Ver-
zehr von Kuhmilch- und Rindfleischprodukten europäischer Rinder übertagen, und zwar im Säuglings- oder
Kleinkindalter, wenn das Immunsystem noch nicht
ausgereift und daher nicht in der Lage ist, die Erreger
abzuwehren.

Einmal infiziert, lösen BMMFs eine chronisch verlau-
fende Entzündung aus, die Jahrzehnte später u. a. die
Entstehung von Krebs fördern kann. Die vom Deutschen Krebsforschungszentrum (DKFZ) empfohlenen
Vorsichtsmaßnahmen, auf Kuhmilch und Rindfleisch
zu verzichten, beziehen sich daher ausschließlich auf
Kleinkinder unter einem Jahr. Bei der Vorstellung seiner vorläufigen Forschungsergebnisse im Februar 2016
erklärte zur Hausen den anwesenden Journalisten entsprechend: «Sie können munter weiteressen, weil Sie

ohnehin alle infiziert sind» (Dörhöfer 2019). Ein Schluss, zu dem auch das Bundesinstitut für Risikobewertung (BfR) kommt (Bundesinstitut für Risikobewertung 2019). Grundsätzlich kann man sagen, dass die gesundheitlichen Effekte von Kuhmilchprodukten nicht mehr über jeden Zweifel erhaben sind – dennoch raten die wenigsten Forscherinnen und Forscher ausdrücklich dazu, Kuhmilch konsequent vom Speiseplan zu streichen. Im Gegenteil: Noch besteht der Konsens, dass die gesundheitlichen Vorteile der Milch die derzeit bekannten Risiken überwiegen. Über jeden Verdacht erhaben sind Milchprodukte, die lebende Kulturen enthalten, darunter Joghurt, Kefir, Buttermilch etc. Die hierin enthaltenen Milchsäurebakterien wirken sich z. B. äußerst positiv auf die Darmflora aus und wiegen die vermuteten negativen gesundheitlichen Effekte auf.

Fazit: Ernährung als Jungbrunnenquelle
Eine gesunde Ernährung sollte sich an den evolutionsbiologischen Prämissen ausrichten – aber eben auch die persönliche Konstitution berücksichtigen.

Erfüllt man möglichst viele der Voraussetzungen, die sozusagen «von Natur aus» Bestandteil einer guten Gesundheit sind, leistet man einen wichtigen Beitrag zu einem langen und gesunden Leben. Ansonsten gilt:

- Ausgewogen essen – vorwiegend pflanzlich, abwechslungsreich, möglichst frisch und selbst gekocht, saisonal und regional, dafür weniger Light- und industriell verarbeitete Produkte.
- Achtsam essen – auf den eigenen Hunger hören, in Gesellschaft kochen und essen, gut kauen, langsam genießen.

- Weniger essen – mit Fasten oder Intervallfasten den Körper entlasten.
- Wechselwirkungen nutzen – Lebensmittelkombinationen berücksichtigen, Zeitpunkt und Reihenfolge beim Essen anpassen.
- Geschmäcker wiederentdecken – weniger Salz und Zucker, mehr Kräuter.
- Genug trinken – ausreichend und regelmäßig trinken, Wasser als bevorzugter Durstlöscher, Koffein und Alkohol in Maßen.

Und: Halten Sie sich informiert: In den letzten Jahrzehnten haben sich Ernährungsmythen durchgesetzt, die uns eher schaden als nützen: Spinat enthält zwar Eisen, aber nicht halb so viel, wie lange Zeit angenommen. Bei einer ausgewogenen Ernährung riskiert man auch ohne das tägliche Stück Fleisch keinen Protein- oder Eisenmangel. Fett ist längst nicht der böse Fettmacher, als der es jahrelang verschrien war. Und Light-Produkte sind nicht ansatzweise so gesund, wie sie den Anschein erwecken. Wissen wirkt auch in diesen Fällen Wunder, folgen Sie also seriösen Quellen.

So oder so: Wenn man sich grundsätzlich gesund und ausgewogen ernährt, spricht überhaupt nichts dagegen, sich hin und wieder auch einmal eine kleine Sünde aus dem Kühlschrank zu erlauben.

Und sollte das schlechte Gewissen Sie doch plagen – dann gleichen Sie Ihr Jungbrunnenkonto einfach mit einer Extrarunde Spazierengehen aus.

FAKTOR 3: BEWEGUNG –
SICH REGEN BRINGT SEGEN

Von einem evolutionsbiologischen Standpunkt aus betrachtet, sind wir Menschen «Bewegungstiere», das heißt, unser gesamter Körper ist darauf ausgelegt, unentwegt längere Strecken zurückzulegen. Der Evolutionsbiologe und Bewegungsforscher Martin Fischer hält den aufrechten Gang für eines der Schlüsselprobleme, wenn es um Erkrankungen des menschlichen Bewegungsapparates geht: Dass wir uns als einzige Säugetierart ausschließlich auf zwei Beinen fortbewegen, spreche nicht gerade dafür, dass es sich dabei «um eine Erfolgsstrategie handele» (Blech 2015).

Vielleicht dauert es deswegen so lang, bis wir die für uns typische Fortbewegungsart erlernt haben. Vom Robben übers Krabbeln bis zu den ersten wackligen Schritten – es dauert mehr oder weniger ein Jahr, bis wir uns halbwegs sicher auf den Beinen halten können. Im Alter krümmt sich der Rücken dann wieder, wir setzen die Füße nicht mehr ganz so sicher vor- und nebeneinander und die Beweglichkeit nimmt stetig ab. Diese Entwicklung ist eine Begleiterscheinung der Tatsache, dass unsere Körperzellen altern und sich abnutzen – und das macht sich eben u. a. an den Knochen, Gelenken und Muskeln bemerkbar. Sie werden anfällig für sogenannte degenerative Erkrankungen, darunter Arthrosen der Finger-, Hüft- und Kniegelenke oder der Wirbelsäule, Bandscheibenschäden und Osteoporose. Gerade weil diese Krankheiten die Bewegungsfreiheit einschränken, mag es sich paradox anhören: Aber die mit Abstand beste Medizin bzw. Vorbeugung sind Bewegung und Sport.

Krankheit und Alter von der Schippe springen
Unabhängig von den Lebensjahren, «die man auf dem Buckel hat», gehören Bewegung und Aktivität zu den wirkungsvollsten Waffen, mit denen man den eigenen Alterungsprozess verlangsamen kann. Und das gilt umso mehr, je schwerer einem das mit der Zeit womöglich fallen mag. Die persönliche körperliche Verfassung stellt dabei nicht die einzige Hürde dar. Auch die Erwartungen, die man vielleicht an sich selbst hat oder von außen an sich herangetragen sieht, können durchaus eine zusätzliche Herausforderung darstellen.

Wie diese Erwartungshaltungen sich in den letzten 50 Jahren verändert haben und wie sie heutzutage aussehen, war eine der zentralen Fragen der Studie «Leben im Ruhestand», die von 2008 bis 2012 an der Universität Jena durchgeführt wurde (Denninger u. a. 2014). Untersucht wurden Darstellungen in Printmedien – von Bild-Zeitung über Brigitte bis FAZ –, in Gesetzen, Wahl- und Parteiprogrammen, in den Altenberichten der Bundesregierung sowie in verschiedenen Modellprogrammen zum Thema «Alter und Ruhestand». Dieser Sicht von außen wurden ausführliche Interviews mit mehr oder weniger «frisch» verrenteten Personen im Alter zwischen 60 und 72 Jahren gegenübergestellt.

Dabei kristallisierte sich heraus, dass unsere gesellschaftlichen und persönlichen Bilder vom Alter seit Mitte der 1980er Jahre beträchtlich in Bewegung geraten sind: Der klassische Ruhestand hat offensichtlich schon länger ausgedient, und auch der sogenannte Unruhestand weicht zunehmend einem Lebensmodell, das sich am besten als «aktives und produktives Alter» beschreiben lässt. Das heißt, immer weniger Menschen ziehen sich nach dem Erwerbsleben zurück, fahren ihre Aktivitäten auf ein Mindestmaß zurück und setzen sich – ganz bewusst und im wahrsten Sinne des Wortes – zur Ruhe. Stattdessen steigt die Zahl derer, bei denen mit dem Ende des Berufslebens nur bedingt mehr Ruhe im Alltag einkehrt.

Diese Entwicklung hat so viele Gründe, wie es individuelle Biographien gibt. Für die Frage, wie Alter und Gesundheit zusammenhängen und sich gegenseitig bedingen, ist allerdings etwas ganz anderes von besonderem Interesse: Wer mit dem Renteneintritt – aus welchen Gründen auch immer – nicht die Hände in den Schoß legt, sondern weiter aktiv bleibt, erfreut sich einer besseren Gesundheit. Die Ursache ist naheliegend: Bewegung bringt den Blutkreislauf in Schwung, wodurch sich die Sauerstoff- und Nährstoffversorgung im Körper verbessert. Was genau hinter diesem Mechanismus steckt, können Sie ab S. 116 ff. nachlesen.

Zudem kommt es im Gehirn durch körperliche und geistige Aktivität zur sogenannten adulten Neurogenese, das heißt, in bestimmten Arealen bilden sich im Gehirn erwachsener Personen neue Nervenzellen und Synapsen. Noch bis in die 1990er Jahre hielt man das für schlicht unmöglich. Die damals einhellige Expertenmeinung besagte, die Entwicklung des Gehirns sei mit der Kindheit bzw. spätestens in der Jugend abgeschlossen. Und von an da ginge es, salopp formuliert, nur noch bergab.

Dank neuerer Studien weiß man aber inzwischen, dass es sich hierbei glücklicherweise um einen Irrtum handelt. Mittlerweile ist nachgewiesen, dass sich im menschlichen Gehirn, vor allem durch Neurogenese im Hippocampus, über die gesamte Lebensspanne hinweg neue Zellen bilden und sich miteinander über sogenannte Synapsen verbinden, wenn auch mit abnehmender Häufigkeit (Eriksson u. a. 1998; Knoth u. a. 2010; Spalding u. a. 2013).

Die noch bessere Nachricht: Dieser Prozess lässt sich aktiv

unterstützen. Dass es unseren Kreislauf in Schwung bringt, wenn wir uns bewegen, ist so banal wie einleuchtend. Aber kann das auch wirklich die Erklärung dafür sein, dass unser Gehirn dadurch auf Touren kommt? Eine US-amerikanische Langzeituntersuchung ist bereits Ende der 1980er Jahre der Frage nachgegangen, inwiefern (berufliche) Aktivität sich auf den Blutfluss im Gehirn und die kognitive Leistungsfähigkeit auswirkt. Die Teilnehmerinnen und Teilnehmer gingen auf ein Alter von 65 Jahren zu und standen damit vor der Entscheidung: in den Ruhestand gehen oder weiterhin arbeiten? Von den insgesamt 90 Freiwilligen hörten zu Beginn des Projekts 60 auf zu arbeiten. Mit einem Unterschied: 30 von ihnen betätigten sich in der Folgezeit regelmäßig körperlich, während die anderen 30 nicht an geplanten sportlichen Aktivitäten teilnahmen.

Somit standen für die Vergleichsstudie drei Gruppen mit je 30 Personen zur Verfügung, die unterschiedlich aktiv waren. Die Ergebnisse sprechen für sich: Bei denjenigen, die sich nach Beendigung der Berufstätigkeit nicht regelmäßig körperlich betätigten, ließ die Durchblutung des Gehirns signifikant nach. Ein vergleichbarer Rückgang konnte in den anderen beiden Gruppen über den gesamten Zeitraum nicht beobachtet werden. Und das spiegelte sich darüber hinaus in deutlich besseren kognitiven Leistungen wider.

Das lässt nur einen Schluss zu: Ob nun der berufliche Alltag oder eine selbstgewählte regelmäßige Beschäftigung, die einen körperlich fordert: Hauptsache, wir bringen uns auf Trab – und damit auch unsere grauen Zellen (vgl. Rogers, Meyer und Mortel 1990).

Kein Sport ist Mord – was (kein) Sport mit uns macht

Dass Bewegung wichtig für die Gesundheit ist, steht völlig außer Zweifel. Aber warum ist das eigentlich so? Unser Körper ist darauf angewiesen, dass wir uns bewegen, um zu funktionieren. Ob Herz und Blutkreislauf, Lymphsystem, Immunabwehr, Muskeln und Bewegungsapparat oder Gehirn – wenn wir uns nicht bewegen, kommt Sand ins Getriebe. Vergleichen Sie das mit Ihrem Auto oder Ihrer Wohnung: Wer seinen fahrbaren Untersatz regelmäßig wartet, wird vor allzu großen und kostspieligen Reparaturen länger gefeit sein, und wer die eigenen vier Wände in Schuss hält, kommt nicht in die Verlegenheit, plötzlich eine komplette Sanierung stemmen zu müssen. Kurzum: Wer den Körper und seine «Einzelteile» regelmäßig auf Vordermann bringt, erhält die körpereigene Infrastruktur und senkt so das Risiko für Erkrankungen.

Nachfolgend finden Sie die wichtigsten Zusammenhänge vereinfacht dargestellt, damit Sie besser nachvollziehen können, wie wichtig Bewegung für die komplexen Vorgänge in unserem Körper ist.

Bewegung treibt das Herz an

Ununterbrochen treibt unser Herz als zentrale Pumpe unseren Blutkreislauf an und hält uns so am Leben. Je nach Anstrengung – also je nach Bedarf – pumpt es das Blut mal schneller, mal langsamer durch unseren Körper. Im Normalfall arbeitet es weitestgehend unbemerkt und völlig unabhängig vor sich hin. Wir tun also gut daran, ihm möglichst optimale Arbeitsbedingungen zu verschaffen.

Wie für jeden anderen Muskel in unserem Körper ist es auch für unseren Herzmuskel gut, trainiert zu werden. Früher herrschte die Meinung vor, langes Ausdauertraining sei mit Abstand die beste Wahl, um das Herz fit zu halten. Inzwischen weiß man: Auf den Herzmuskel wirken sich vor allem verschiedene Arten von Belastung positiv aus, also möglichst unterschiedliche Arten von Bewegung. Schlecht ist im Grunde nur eins: keine Bewegung! Das hat einen einfachen Grund: Alles, was nicht trainiert wird, verkümmert. Das gilt für unser Herz-Kreislauf-System genauso wie für unser Lymphsystem (s. S. 122 f.), unsere Muskeln und unseren Bewegungsapparat (s. S. 127 ff.) – sowie im Übrigen auch für unser Immunsystem (s. S. 123 f.).

Worin besteht aber nun die genaue Funktion von Herz und Blutkreislauf? Blutadern durchziehen unseren gesamten Körper wie ein komplexes Flusssystem, in dem das Blut in einem Kreislauf zunächst vom Herzen weg und dann wieder zurückfließt. Je weiter sie sich vom Herzen entfernen, desto feiner verzweigen sich die Blutgefäße. Sie dienen als Transportwege, um jede einzelne unserer Körperzellen mit Sauerstoff und Nährstoffen – Kohlenhydrate, Fette, Proteine, Mineralstoffe, Vitamine, Wasser – zu versorgen. Ohne sie kann keine Körperzelle leben und damit auch wir nicht. Auf dem «Rückweg» des Kreislaufs werden dann die anfallenden Stoffwechsel- und Abfallprodukte wieder abtransportiert.

Jungbrunnentipp Bewegung für Herz und Kreislauf

Seien Sie mindestens eine halbe Stunde am Tag aktiv!
Wie viel Bewegung und in welcher Intensität sie guttut, ist eine Frage der individuellen Verfassung und Konstitution. Daher tun sich Fachleuchte egal welcher Disziplin schwer, eine allgemeingültige Empfehlung auszusprechen. In einem sind sie sich aber einig: Ohne

Bewegung machen wir es unserem Herz-Kreislauf-System nur unnötig schwer.

Mit Blick auf eine Studie, die ein Team um Ute Mons am Deutschen Krebsforschungszentrum in Heidelberg veröffentlicht hat, kann man eins mit einiger Sicherheit sagen: Selbst mit einer entsprechenden Vorerkrankung liegt das absolute Mindestmaß, damit Herz und Kreislauf profitieren, bei 30 Minuten moderater körperlicher Betätigung pro Tag (Mons, Hahmann und Brenner 2014).

Bewegung senkt den Blutzuckerspiegel

Neben der Abfallentsorgung und der Sauerstoffversorgung gehört die Bereitstellung von Glukose zu den unentbehrlichen «Dienstleistungen» unseres Blutkreislaufs. Umgangssprachlich auch als Traubenzucker bekannt, stellt sie die Hauptenergiequelle unserer Zellen dar. Im Wesentlichen stammt die Glukose in unserem Blutkreislauf aus Kohlenhydraten, die wir über unsere Nahrung zu uns nehmen und die durch den Verdauungsprozess zunächst in Maltose und anschließend Glukose aufgespalten werden.

In einer Wohlstandsgesellschaft wie der unseren sind die meisten Menschen ausreichend mit Glukose versorgt, um ihren normalen Stoffwechsel problemlos aufrechtzuerhalten. Mehr noch: Die meisten von uns sind in aller Regel sogar überversorgt. Das hört sich im ersten Moment vielleicht sogar gut an, ist es aber leider überhaupt nicht. Es spricht nämlich viel für einen direkten Zusammenhang zwischen Langlebigkeit bzw. Gesundheit und der Glukosekonzentration im Blut. In entsprechenden Studien mit Mäusen konnte das nachgewiesen werden: je höher der Glukosespiegel, desto höher die Eiweißverklebung (auf dieses Phänomen komme ich gleich noch zu sprechen) und desto kürzer die Lebensspanne (Guo, Bakshi und Lin 2015). Für Menschen existieren zwar bisher noch keine fundierten Studien hierzu, es gibt aber dennoch ernst zu nehmende Hinweise auf solche Wechselwirkungen.

Haben Sie schon einmal von den sogenannten Blauen Zonen gehört? Es handelt sich hierbei um bestimmte Regionen der Welt, die ihren Namen dem Wissenschaftsjournalisten Dan Buettner verdanken. Seinen Recherchen zufolge liegt die Lebenserwartung der Bevölkerung in diesen Gebieten weit über dem Durchschnitt, was die Menschen dort (neben anderen Verhaltensweisen) offenbar einer überwiegend vegetarischen, kalorienarmen und vitalstoffreichen Ernährung zu verdanken haben (Buettner 2010). Darüber hinaus ist die Einstellung zum Alter in den Blauen Zonen eine besondere· Die «Alten» nehmen viel mehr als z. B. bei uns am gesellschaftlichen Leben teil. Das spannt einen prima Bogen zu den Synergieeffekten von Bewegung, Ernährung und sozialer Teilhabe. In der Blauen Zone auf Okinawa sind Einwohner bis zum Tod vollständig ins gesellschaftliche Leben integriert (Willcox, Willcox und Suzuki 2002). Ein Charakteristikum, das sich offensichtlich als aktive Lebenshilfe erweist.

Es kann jedenfalls nicht verwundern, dass ein hoher Blutzuckerwert als Indikator für eine kürzere Lebenserwartung gilt, denn er sorgt langfristig für eine ganze Reihe von Beschwerden: Der Blutdruck erhöht sich, wodurch einerseits die Blutgefäße, andererseits die Nieren in Mitleidenschaft gezogen werden können. Insbesondere eine schlechtere Durchblutung der Nieren kann wiederum eine Einschränkung ihrer für uns lebenswichtigen Aufgaben zur Folge haben.

In dem als Paar angelegten Organ findet bekanntermaßen

die Ausscheidung von Giftstoffen und von Endprodukten unseres Stoffwechsels statt. Anschließend werden sie durch den Urin über die Harnwege aus dem Körper gespült. Häufig als reine «Kläranlage» des Körpers unterschätzt, laufen in den Nieren noch weitere Prozesse ab, die erhebliche Auswirkungen auf grundlegende Körperfunktionen haben. So regulieren sie sowohl Menge als auch Zusammensetzung unserer Körperflüssigkeiten – beides Faktoren, die unter anderem maßgeblich den Blutdruck mitbestimmen.

Darüber hinaus überwachen die Nieren neben der Zusammensetzung des Harns auch unseren Elektrolythaushalt sowie unseren Säure-Basen-Haushalt, produzieren verschiedene Hormone und sind – wie die Leber – in der Lage, im Bedarfsfall selbst Glukose herzustellen. Weil die Zellen hierfür Energie aufwenden müssen, kommt dies allerdings nur bei Glukosemangel zum Tragen, das heißt in Fastenzeiten.

Senken lässt sich der Blutzuckerspiegel durch Bewegung. Denn sobald wir uns bewegen, benötigen unsere Körperzellen Energie: Und der Kraftstoff, den unsere Zellen verbrennen, ist Glukose. Zwar verfügt jede Zelle über einen eigenen Zucker- und Stärkespeicher, über den sie sich zunächst einmal versorgen kann. Doch sind diese Reserven erschöpft, ist sie auf den direkten Nachschub aus dem Blutkreislauf angewiesen – wodurch der Blutzuckerspiegel entsprechend sinkt. Weil anschließend erst einmal die zwischenzeitlich geleerten Depots wieder aufgefüllt werden müssen, kann es je nach Anstrengung bis zu zwei Tage dauern, bis der Blutzuckerspiegel wieder seinen ursprünglichen Wert erreicht.

So wichtig Glukose als Brennstoff für unsere Zellen auch ist, ein ständiger Überschuss im Blut stellt sich als problematisch dar. Denn Glukose, die sich unbenutzt außerhalb unserer Körperzellen aufstaut, haftet sich unkontrolliert an die Eiweißstrukturen unserer Zelloberflächen an. Diesen Vorgang nennt man Glykation. In einem mehrstufigen Prozess entstehen dadurch sogenannte AGEs (Advanced Glycation Endproducts), die sich in unserem Blut anreichern. Vor allem in Kombination mit erhöhten Blutzuckerwerten zeigen sie eine schädliche Auswirkung auf unsere Zellen und das sie umgebende Gewebe. Heute werden AGEs mit einer Vielzahl von Erkrankungen in Zusammenhang gebracht, die vorzugsweise im Alter auftreten, darunter Diabetes Typ 2, Gefäßerkrankungen und Alzheimer (Bierhaus 1998) sowie Herz-Kreislauf-Erkrankungen (Luévano-Contreras u. a. 2017), Osteoporose (Sanguineti u. a. 2014) und chronische Entzündungskrankheiten (Chuah u. a. 2013).

Bildlich gesprochen entsteht durch die Glykation mit der Zeit eine Vernetzung der Moleküle, sodass die Zellen regelrecht miteinander verkleben und als Konsequenz ihre Aufgaben nicht mehr erfüllen können. Dieser sogenannten Eiweißverklebung bzw. Eiweißverzuckerung kann man wirksam vorbeugen, indem man einen Glukoseüberschuss im Blut verhindert und stattdessen den Blutzuckerspiegel konstant niedrig hält.

Jungbrunnentipp: Bewegung für den Blutzuckerspiegel

Geben Sie Gas und treten Sie auf die Blutzuckerbremse!
Regelmäßige körperliche Betätigung sorgt dafür, dass sich der Glukosegehalt im Blut dauerhaft auf ein normales Niveau einpendelt. Womit man wiederum – neben vielen anderen gesundheitlichen Vorteilen – sogar der Entstehung von Diabetes Typ 2 mit all ihren zu

Recht gefürchteten Folgeerkrankungen wirksam vorbeugt.

Ob als Prophylaxe oder um bei einem bereits bestehenden Diabetes Typ 2 weniger Insulin nehmen zu müssen: Sie haben es – um es mit einer Fußball-Metapher
zu sagen – auf dem Fuß. Und Sie müssen dafür nicht
mal die Stollenschuhe anziehen. Denn ein täglicher
halbstündiger Spaziergang in strammem Schritttempo
reicht völlig aus.

Bewegung hält das Lymphsystem im Fluss

Sobald wir uns bewegen, bringen wir nicht nur den Blutkreislauf in Schwung, sondern auch das Lymphsystem. In diesem
Teil unseres Immunsystems zirkuliert eine wässrige, hell-
gelbe Flüssigkeit, die dem Ganzen seinen Namen gibt: die
Lymphe. Ihre Aufgabe besteht darin, Nähr- und Abfallstoffe
sowie Fremdkörper zu transportieren, die aufgrund ihrer
speziellen Beschaffenheit keinen Zugang zum Blutkreislauf
finden. Die Lymphe passiert auf ihrem Weg durch den Körper
etliche Lymphknoten, wo sie gereinigt wird. Dabei werden
beispielsweise Viren und Bakterien von speziellen Immun-
zellen unschädlich gemacht oder Zellreste herausgefiltert.
Die endgültige Ausscheidung dieser Abfallprodukte übernehmen, wie bereits beschrieben, dann unsere Entgiftungsorgane, die Leber und die Niere.

Die Lymphe fließt in einem eigenen Gefäßsystem, das
sich parallel zu den Blutgefäßen durch den gesamten Körper zieht. Anders als der Blutkreislauf ist das Lymphgefäß-
system nicht in sich geschlossen und wird auch nicht durch
einen zentralen Motor angetrieben. Stattdessen wird die
Lymphflüssigkeit passiv transportiert, und zwar durch die
Muskelkontraktionen, dank der wir uns bewegen. Spezielle

Abschnitte der Lymphgefäße, die sogenannten Lymphherzen, geben gewissermaßen als Schrittmacher den Takt für den Weitertransport der Lymphe vor. Das heißt: Je schneller wir uns bewegen, desto schneller pumpen sie.

Mit Blutkreislauf und Lymphsystem verfügt unser Körper also über ein hochleistungsfähiges Ver- und Entsorgungsnetz, das bis in die entlegensten Winkel unseres Körpers reicht. Und zwar unabhängig davon, wie weit entfernt von unserer Körpermitte dieser auch sein mag. Es bleibt aber nicht von selbst in Bewegung, sondern ist dafür auf unsere körperliche Aktivität angewiesen.

Jungbrunnentipp: Bewegung für das Lymphsystem

Werfen Sie den Motor für Ihren Lymphkreislauf an!
Der Austausch zwischen Blutgefäßen, Lymphsystem und Körperzellen ist abhängig von Umgebungsfaktoren: Mangelnde Bewegung oder eine unausgewogene bzw. zu reichhaltige Ernährung führen mit der Zeit dazu, dass der Körper nicht mehr in der Lage ist, alle Stoffwechselprodukte abzutransportieren. Unterstützen Sie Ihren Körper bei dieser Arbeit, indem Sie sich über den gesamten Tag hinweg so viel wie möglich bewegen. Nur so bleibt das Lymphsystem wortwörtlich immer im Fluss.

Bewegung bringt das Immunsystem auf Touren

Je nachdem, wie stark wir uns bewegen, setzt das eine weitere Reaktion in Gang. Auch wenn man sie kaum ignorieren kann, ist uns ihr positiver Effekt meist gar nicht bewusst: Die Körpertemperatur steigt. Hierbei handelt es sich um eine ganz normale Antwort des Körpers, die von der Belastung und dem entsprechenden Energieumsatz abhängt. Im Normalfall schwankt unsere sogenannte Körperkerntemperatur, also die Temperatur in unserem Körperinneren, zwischen knapp 37 und 39 Grad Celsius. Da jenseits dieser Obergrenze eine Reihe von Körperfunktionen streiken, sorgt unser Körper bei Bedarf durch erhöhte Durchblutung und Schwitzen dafür, dass Wärme abgegeben wird und wir nicht «heißlaufen».

Wenn sich unsere Körperkerntemperatur durch intensive Bewegung erhöht, gerät sie schnell in Bereiche, bei denen wir eigentlich eher an Fieber denken – und dementsprechend Kranksein assoziieren. Und genau hierin liegt der Mehrwert. Denn was im Krankheitsfall als Begleiterscheinung der Immunabwehr gegen Krankheitserreger zum Einsatz kommt, wirkt auch, wenn wir gesund sind und den Temperaturanstieg durch körperliche Aktivität aktiv herbeiführen. Erhöht sich die Körpertemperatur beim Sport vorübergehend, kann das die Vermehrung von Viren, Bakterien und Co. eindämmen. Wobei man bedenken sollte, dass ein Körper, der bereits gegen einen Infekt kämpft, durch zusätzliche Anstrengung eher geschwächt wird – was in diesem speziellen Fall einen Krankheitsausbruch letztlich begünstigt.

Jungbrunnentipp: Bewegung für das Immunsystem

Feuern Sie Ihr Immunsystem an!
Bringen Sie Ihren – gesunden! – Körper mindestens einmal am Tag zum Schwitzen. Das verstärkt die Durchblutung und erhöht die Körpertemperatur – was wiederum das Immunsystem in Schwung bringt.
Sie müssen dafür gar nicht mal die Sporttasche packen: Es reicht, wenn Sie die U-Bahn-Treppen so schnell wie

möglich hochlaufen oder eine Bushaltestelle vorher aussteigen und den Rest des Weges nach Hause joggen.

Bewegung hält «müde» Knochen und Gelenke fit
Von regelmäßiger körperlicher Aktivität profitieren nicht zuletzt auch all jene Teile unseres Körpers, die ganz zuvorderst daran beteiligt sind, die also die Bewegungen ausführen bzw. ermöglichen: zum einen unsere Skelettmuskulatur, die durch Anspannung und Entspannung die Bewegung ausführt, und zum anderen unsere Gelenke, die unseren Knochen erlaubt, ihre Position zueinander zu verändern. Dass wir in der Lage sind, unzählige Stellungen und Haltungen einzunehmen, verdanken wir diesen beweglichen Verbindungen, die sich je nach Funktion in eine oder mehrere Richtungen bewegen lassen. Ohne sie könnten wir unseren Kopf nicht zur Seite drehen, unsere Finger nicht krümmen, um zu greifen, unsere Knie nicht beugen, unsere Arme nicht frei bewegen, um Dinge anzuheben, und vieles mehr.

Wie weit unsere Gelenke sich maximal bewegen lassen, ist von Person zu Person verschieden. Die Grenzen sind dabei durch den jeweiligen Körperbau vorgegeben. Der Spielraum eines Gelenks kann daher nicht im gleichen Maß trainiert werden wie etwa die Leistungs- und Dehnfähigkeit eines Muskels. Der Funktionalität der Gelenke tut das aber natürlich keinen Abbruch: Im gesunden Zustand können sie alle weiter gestreckt, gebeugt und gedreht werden, als wir es im Alltag überhaupt nutzen.

Unabhängig von der Gelenkform enden in einem Gelenk mindestens zwei Knochen, wo sie von einer Gelenkkapsel umgeben werden. Die Gelenkhöhle ist mit einer speziellen Flüssigkeit gefüllt, die jeweiligen Gelenkflächen sind von Knorpel überzogen und durch einen Spalt voneinander getrennt, damit sie nicht ungeschützt aufeinander reiben. Die Funktionsfähigkeit des Gelenks ist davon abhängig, dass es ausreichend bewegt wird. Denn nur so können sowohl Knochen als auch Knorpel ausreichend mit Nährstoffen versorgt werden.

Jungbrunnentipp: Bewegung für Knochen und Gelenke

Schmieren Sie Ihren Bewegungsapparat!
Von regelmäßigem Sport einmal abgesehen, sollte möglichst viel moderate Bewegung über den Tag verteilt werden – dazu zählt jede Bewegung, also auch das Gehen zur Bushaltestelle, zum Pausenraum, zum Einkaufen, zur Toilette, Wäscheaufhängen, Staubsaugen und Spülmaschineausräumen. Das reicht aus, um die Versorgung sämtlicher Gelenke zu gewährleisten. Nach dem Motto: «Du bist so alt wie deine Gelenke und dein Bewegungsapparat».
Eine Sportart, die sich bestens eignet, um gewissermaßen von Kopf bis Fuß fit zu bleiben, ist Schwimmen. Denn einerseits muss der gesamte Körper gegen den Widerstand des Wassers arbeiten. Andererseits schwebt unser Körper fast schwerelos an der Wasseroberfläche, weil er eine ganz ähnliche Dichte wie das Wasser hat. Das entlastet den Halteapparat und insbesondere die Gelenke. Den zugrunde liegenden Effekt nennt man Auftrieb, und er kommt gerade auch übergewichtigen Menschen entgegen.
Ein moderates Maß an (mechanischer) Belastung ist andererseits notwendig, z. B. um den Knochenstoffwechsel zu fördern. Alles natürlich altersgemäß

angepasst! Dieser Aspekt ist u. a. beim Krafttraining relevant, welches wir bis ins hohe Alter praktizieren sollten.

Haben Sie Zugang zu einem natürlichen Gewässer mit guter Wasserqualität, in dem man gefahrlos schwimmen darf und kann? Dann sollten Sie sich überglücklich schätzen und es dem Schwimmbad unbedingt vorziehen! Es mag die ersten Male eine Überwindung sein, wenn man den Untergrund nicht sehen kann und Wasserpflanzen im Vorbeischwimmen den Körper entlangstreifen. Doch dafür erspart man sich sowohl das gechlorte Schwimmbadwasser als auch die Lautstärke und muss nicht permanent anderen Badegästen ausweichen. Wer gerne schwimmt, wird es lieben, völlig ungestört und noch dazu an der frischen Luft ein paar Bahnen zu ziehen. Das ist nicht nur Balsam für den Kopf, sondern jedes Mal auch ein kleiner Fitnessurlaub für den Körper.

Bewegung hält unsere Faszien elastisch

Neben Herz-Kreislauf-System, Stoffwechsel, Bewegungsapparat und Immunsystem gibt es noch einen weiteren Baustein unseres Körpers, der auf Bewegung anspricht: die Faszien. Jeder, der schon einmal ein großes Stück Fleisch von der weißlichen Hülle aus Bindegewebe befreit hat, weiß, wie zart und gleichzeitig zäh und elastisch es ist. Lange Zeit war die Funktion der Faszien unbekannt, sie galten lediglich als eine Art Hülle oder Füllmaterial, deren Aufgabe darin zu bestehen schien, eine Verbindung zwischen den Zellen herzustellen – daher auch der Name «Bindegewebe».

Heute weiß man hingegen, dass die Faszien sämtliche Muskeln sowie Organe umhüllen und ihnen dabei Form und

Stabilität verleihen. Sie durchziehen unseren gesamten Körper gewissermaßen als engmaschiges filigranes Stützkorsett und erfüllen dabei noch weitere wichtige Aufgaben. So schützen sie die Muskeln, indem sie diese vom Nachbargewebe trennen und Reibung verhindern. Außerdem sorgen sie für die Kraftübertragung zwischen den Muskeln und ermöglichen dadurch die Fortbewegung. Darüber hinaus stellen die Faszien den Durchgang für Lymph- sowie Blutgefäße dar und übertragen durch die vielen Nervenenden, die sie beherbergen, Informationen wie Schmerz oder Bewegungsänderungen ans Gehirn. Nicht umsonst bezeichnet der führende Faszienforscher Deutschlands, Dr. Robert Schleip, das Netzwerk aus dem sogenannten faszialen Gewebe als «eines unserer wichtigsten Sinnesorgane» (Schleip und Bayer 2019:10).

Der gitterartige Aufbau verleiht unserem Bindegewebe eine hohe Elastizität, das heißt, es ist extrem dehnbar und reißfest. Wie sehr – das bestimmen vor allem unsere Gene und die beiden Hormone Östrogen und Progesteron. Auch wenn sie als weibliche Sexualhormone bezeichnet werden – auch im männlichen Körper werden sie produziert, nur in sehr viel geringerer Menge. Das vielzitierte «schwache» Bindegewebe ist also in erster Linie erblich. Trotzdem können wir einen gewissen Einfluss auf unser Bindegewebe ausüben: mit der richtigen Ernährung (siehe S. 62 ff.) und mit genügend Bewegung.

Denn eine ungesunde Ernährungsweise, zu wenig Bewegung und monotone Belastungen oder Schonhaltungen infolge von Verletzungen führen dazu, dass die geordnete Struktur der Faszien aufbricht. Und sobald sie sich chaotisch miteinander verflechten und regelrecht verfilzen, verkleben oder verhärten, führt das zu deutlich spürbaren Konsequenzen: Die Stabilisierungsfunktion ist beeinträchtigt, und die

Arbeit der Muskeln wird nicht mehr optimal unterstützt. Das schränkt zunächst «nur» unsere Bewegungsfreiheit ein. Doch je nach Ausmaß reagieren früher oder später auch die Nervenenden, die sich dort befinden, und lösen Schmerzen aus, im schlimmsten Fall dauerhaft. Ein Teufelskreis, denn neben Verletzungen, Stress und einer gewissen unvermeidbaren «Materialermüdung» im Alter sind hier die üblichen Verdächtigen am Werk: zu viel, aber auch zu wenig Belastung.

Aufgrund ihres netzartigen Aufbaus, der sich von Kopf bis Fuß durch unseren Körper zieht, wirkt sich im Grunde jede einzelne Bewegung auf unsere Faszien aus. Überspitzt formuliert: Strecke ich meine Füße und ziehe sie dann wieder in Richtung Schienbein, setzt sich diese Bewegung über die Faszien bis zur Hirnhaut fort. Als würde man ein Tischtuch ausschütteln oder jemand ruckartig an dem einen Zipfel der Bettdecke ziehen.

Entsprechend kontraproduktiv für die Faszien ist das Gerätetraining mit einer feststehenden Maschine: Denn sie spricht isoliert einzelne Muskeln an, statt auf das Zusammenspiel der gesamten Muskulatur abzuzielen. Das ist von den natürlichen Bewegungsabläufen im Alltag maximal weit entfernt. Deshalb bin ich ein großer Verfechter von Calisthenics, dem Training mit dem körpereigenen Gewicht bzw. je nach Bedarf oder sportlichem Ehrgeiz auch mit zusätzlichen freien Gewichten (siehe dazu auch S. 141 ff.). Dieses Training verfolgt nämlich den entgegengesetzten Ansatz: Da wir uns dabei ohne die Einschränkung durch fest installierte Sportgeräte frei bewegen können, lassen sich Bewegungsmuster üben, die nicht nur dem reinen Kraft- und Muskelaufbau dienen. Weil dabei so gut wie jeder Muskel im Körper trainiert wird, hat das auch stabilisierende Effekte auf die Gelenke. Darüber hinaus ist dabei die «Wartung» des Fasziennetzes gewissermaßen schon enthalten. Trotzdem kann auch Training an Maschinen oder mit speziellen Hilfsmitteln sinnvoll sein, je nach körperlichen Voraussetzungen und Alter. Die Trainingsform sollte sich immer nach den Zielen richten.

Der Aufbau einzelner Muskeln ist im Grunde nur für Bodybuilder sinnvoll, die nach einem festen Trainingsplan vorgehen und die das Ziel verfolgen, ihre Muskelmasse zu modellieren, um ihren Körper aktiv zu gestalten. Wer aber im Krafttraining nur isoliert große Muskeln aufbaut, erhöht letztlich die Verletzungsgefahr. Denn der Körper ist den damit einhergehenden neuen Herausforderungen nicht gewachsen. So können auf der Beinpresse trainierte Oberschenkelmuskeln beim Skifahren die Kniegelenke überstrapazieren, wenn diese nicht mit entsprechenden begleitenden Übungen darauf vorbereitet worden sind, den zusätzlichen Kräften der gewachsenen Muskelmasse standzuhalten.

Im Sinne einer ganzheitlichen körperlichen Fitness sind Übungen mit dem Eigengewicht also das Beste, weil sie unsere komplette Muskulatur beanspruchen und unsere Faszien in Schwung halten (siehe Calisthenics – der eigene Körper als Fitnessgerät, S. 141 ff.).

Auch Streck- und Dehnübungen wirken sich positiv auf Muskeln wie Faszien aus, weil dabei die einzelnen Fasern auseinandergezogen werden und sich dadurch Verspannungen und Verhärtungen lösen können. Dies erhöht die Geschmeidigkeit und Flexibilität des Gewebes, was sich letztlich in mehr Beweglichkeit äußert. Faszienrollen (siehe dazu auch den Jungbrunnentipp auf S. 132) haben sich bewährt, um diesen Effekt gezielt zu erreichen und zu verstärken.

Als Teil des Bewegungsapparates sind Faszien in allererster Linie auf Bewegung angewiesen, um ihre Funktionsfähigkeit zu erhalten. Doch wir können ihnen auch über unsere Ernährung Gutes tun. Denn was wir essen, wirkt sich – Überraschung – auch auf unser Bindegewebe aus (Müller 2016). Faszienfasern bestehen aus Proteinen, die sich wiederum aus Aminosäuren zusammensetzen. Einige davon sind für unser Bindegewebe besonders wichtig: Enthalten sind sie u.a. in Nüssen, Fisch, Huhn, Rind sowie Milchprodukten wie Quark und Käse.

Was unseren Faszien ebenfalls guttut, sind Omega-3- und Omega-9-Fettsäuren, sekundäre Pflanzenstoffe und Antioxidantien, die sich in Obst, Gemüse, Kräutern und Gewürzen wie Pfeffer und Kurkuma finden. Ansonsten empfehlen sich Lebensmittel, die reich an Vitamin A, C, D und E sind und die Mineralstoffe und Spurenelemente Kalzium, Kupfer, Magnesium und Zink enthalten: Dazu gehören Brokkoli, Grünkohl und Spinat, aber auch Sesam und Mandeln.

Insbesondere den Sportmuffeln unter uns sei aber gesagt: Die bewusste Auswahl der Nahrungsmittel leistet zwar zweifelsohne einen wichtigen Beitrag zur Gesundheit unserer Faszien. Sie taugt aber nicht als Ersatz dafür, sich gerade auch im Alltag regelmäßig und vielfältig zu bewegen. Schon allein, weil unser Bindegebewebe – und auch alle andere Körperzellen – ohne aktive Bewegung gar nicht in der Lage sind, die Nährstoffe aufzunehmen.

Jungbrunnentipps: Bewegung für die Faszien

Tipp 1: Rücken Sie die Faszien in den Mittelpunkt!
Das A&O für elastische Faszien ist ausreichend Bewegung. Inzwischen gibt es dafür ein spezielles Training, Sie finden viele Anleitungen dazu im Internet. Zusätz-

lich dazu hat sich mit der sogenannten Faszienrolle ein Gerät bewährt, mit dem sich jeder selbst massieren und dabei die Faszienstruktur positiv beeinflussen kann.
Es gibt sie in unterschiedlichen Größen, Härtegraden und Formen. Je nach Beschaffenheit kann man damit entweder einzelne Muskeln massieren oder am Boden liegend mit dem Körper hinüberrollen. Der hierdurch entstehende Druck regt in Verbindung mit dem mechanischen Impuls die Durchblutung an, wodurch das Gewebe mit Sauerstoff und Nährstoffen versorgt und gleichzeitig Stoffwechselprodukte abtransportiert werden. Außerdem lösen sich eventuelle Verfilzungen und Verklebungen der Faszien, sodass sie wieder zu ihrer Struktur und damit auch zu ihrer kompletten Elastizität zurückfinden.
Wer unter scheinbar unerklärlichen Rückenschmerzen leidet, sollte eine gezielte Faszienbehandlung in Betracht ziehen. Ein Versuch, das mit der angesprochenen Faszienrolle in den eigenen vier Wänden selbst in die Hand zu nehmen, kann sich durchaus lohnen. Informieren Sie sich aber auf jeden Fall vorher über die korrekte Handhabung der Rolle!

Tipp 2: Trainieren Sie Mobilität und Stabilität statt nur Kraft!
Weil Faszien und Muskelgruppen, die nicht für Kraft, sondern für Stabilität und Mobilität sorgen, oft vernachlässigt werden, lautet meine Empfehlung: Lassen Sie im Fitnessstudio die fest stehenden Geräte einfach mal links liegen und nutzen Sie Freihanteln, elastische Bänder, Trampoline oder Gymnastikbälle.
Integrieren Sie Ringe oder Seile in Ihren Trainings-

plan: Das Zittern der angespannten Muskeln überträgt sich auf die Seile und verstärkt sich zu Schwingungen, die von der gesamten Muskulatur ausgeglichen werden müssen. Dabei werden die Haltemuskulatur und die Faszien besonders intensiv aktiviert, deren Aufgabe ebenfalls darin besteht, unserem Körper beim Gehen und Stehen seine aufrechte Haltung zu unterstützen.

Bewegung hilft Körper und Geist auf die Sprünge

Insgesamt lässt sich festhalten, dass sämtliche Prozesse in unserem Körper auf Bewegung angewiesen sind, um optimal ablaufen zu können. Im Ruhezustand wird unser Körper weniger beansprucht. Kling doch gut, finden Sie? Da schont man ihn doch vor Verschleiß? Leider nein. Durch weniger Bewegung wird der Körper mit weniger Nährstoffen und Sauerstoff versorgt, und die Reinigungsprozesse geraten ins Stocken. Im Grunde ist es nicht anders als bei einem Auto, das ausschließlich auf kurzen Strecken im Stadtverkehr zum Einsatz kommt. Bei einem Motor, der nie seine optimale Betriebstemperatur erreicht, läuft man Gefahr, dass sich mit der Zeit Ablagerungen bilden, unter denen die Leistungsfähigkeit erheblich leidet.

Im Rahmen der 12-monatigen Längsschnittstudie «Bewegtes Alter», die 2010 an der Jacobs University Bremen durchgeführt wurde, konnte nachgewiesen werden, dass sowohl Ausdauersport als auch Gymnastik sich leistungssteigernd auf das Gehirn älterer Menschen auswirken (vgl. Voelcker-Rehage, Godde und Staudinger 2010). Die 115 Teilnehmerinnen und Teilnehmer waren zwischen 65 und 75 Jahre alt. Eingeteilt in drei Gruppen trafen sie sich dreimal wöchentlich: die erste Gruppe zum Nordic Walking, die Vergleichsgruppe zu einem allgemeinen Koordinations- und Gleichgewichtstraining und die Kontrollgruppe zu einem Stretching- und Entspannungsprogramm.

Jeweils zu Beginn der Studie, nach 6 Monaten sowie nach Ablauf des Jahres wurden die Probandinnen und Probanden einer Reihe von Tests unterzogen, um zu überprüfen, inwiefern sich Effekte beobachten ließen. Erfasst wurden u. a. die motorische und kognitive Leistung, die Wahrnehmungsgeschwindigkeit sowie die Fähigkeit, die eigene Aufmerksamkeit zu steuern (vgl. Voelcker-Rehage u. a. 2010).

Die Ergebnisse waren verblüffend: Bei den beiden Gruppen, die an Bewegungsprogrammen teilnahmen, ließ sich eine deutlich verbesserte Aufmerksamkeitssteuerung beobachten. Sie waren in der Lage, Aufgaben schneller und präziser zu lösen und dabei ihre Gehirnkapazität effizienter einzusetzen. Dabei variierten die positiven Einflüsse auf die kognitive Leistung je nach Art der körperlichen Betätigung: Die Nordic Walker waren schneller, während diejenigen, die am Koordinationstraining teilgenommen hatten, zu qualitativ besseren bzw. genaueren Lösungen kamen. Lediglich bei der Kontrollgruppe war keine Veränderung in der geistigen Leistungsfähigkeit festzustellen. Was natürlich nicht heißt, dass Entspannung und Stretching nicht nachweisbar von großem Nutzen für eine ganze Reihe anderer Körperfunktionen wären – dies war im Rahmen dieser bestimmten Studie lediglich nicht von Belang.

Die Art, wie wir uns bewegen, bestimmt offensichtlich die Art, wie wir denken. Mit welcher Trainingsart sich insbesondere langfristig die besseren Ergebnisse erzielen lassen, wäre Gegenstand einer Langzeitstudie. Eins lässt sich aber aus den Ergebnissen von «Bewegtes Alter» auch so zweifellos ableiten: Sich aktiv zu bewegen, hilft unserem Gehirn, Reize von außen schneller bzw. effizienter zu verarbeiten. Anders gesagt: Wer regelmäßig gezielt körperlich aktiv wird, hilft seinen grauen Zellen auf die Sprünge.

Zudem bewirken Bewegung und sportliche Aktivitäten auch, dass im Gehirn Botenstoffe ausgeschüttet werden, die uns mindestens gute Laune machen, wenn nicht sogar Glücksgefühle auslösen. Welche Substanzen das genau sind, ist zwar umstritten, zweifellos anerkannt ist aber die stimmungsaufhellende Wirkung, die von sportlichen Aktivitäten ausgeht. Krafttraining stellte sich bei Depressionserkrankten als besonders stimmungsaufhellend heraus. So gibt es etliche Studien, die belegen, dass Sport bei Depression ähnlich, wenn nicht besser wirkt als Psychopharmaka (Morres u. a. 2019).

Sport in der Gruppe hat den angenehmen und auch gesundheitlich nicht zu unterschätzenden Nebeneffekt, dass sich dadurch automatisch der regelmäßige und zwanglose Austausch mit anderen Personen ganz von selbst ergibt. Wie wichtig das für unsere Gesundheit und unser Wohlbefinden ist, erläutere ich ausführlich im Kapitel «Faktor 7: Soziale Kontakte» ab S. 221.

Jungbrunnentipp: Bewegung für Körper und Geist

Fordern und fördern Sie mit unterschiedlichen Bewegungsabläufen die grauen Zellen!
Natürlich kann man auch zu Hause einiges dafür tun, um Koordination und Gleichgewicht zu üben. Solange man die Bewegungen ganz bewusst ausführt, kann man sie völlig gefahrlos nach Lust und Laune in den Alltag integrieren.
Versuchen Sie doch mal, die Treppe zu steigen, ohne sich am Geländer festzuhalten, oder die Schuhe im

Stehen anzuziehen. Balancieren Sie unterschiedliche Gegenstände wie z. B. einen Kochlöffel oder leere Verpackungen auf dem Weg zum Mülleimer auf den Fingerspitzen, der Handinnenfläche oder dem Handrücken. Werfen Sie zwei verschiedene Gegenstände gleichzeitig in die Luft und fangen Sie sie mit je einer Hand wieder auf. Sie werden feststellen: Wenn man erst einmal damit anfängt, lässt sich fast jeder Gegenstand zum Fitnessgerät umfunktionieren.

Es lebe der Sport!

Bewegung ist für unseren Körper unerlässlich, sie ist eine Ausdrucksform des Lebens. Doch wer sich – sagen wir mal von Berufs wegen – viel bewegt, kann nicht davon ausgehen, dass sich dies automatisch vorteilhaft auf seine Gesundheit niederschlägt. Denn monotone oder übermäßig belastende Bewegungsabläufe sind kontraproduktiv und münden nicht selten in Verschleißerscheinungen. Es stellt sich also die Frage: Welche Art von Bewegung ist denn überhaupt gemeint, wenn uns zu einem aktiven Lebensstil geraten wird?

Wenn von Bewegung die Rede ist, sind die Begriffe «Sport» und «Training» nicht weit. Und das nicht ohne Grund. Denn auch wenn Spazierengehen und Treppensteigen einen nicht zu unterschätzenden positiven Effekt auf unsere Gesundheit haben, lassen sich mit gezielten und koordinierten körperlichen Aktivitäten weitaus deutlichere Erfolge erzielen. Dabei spielen drei Bausteine eine Rolle: 1. Ausdauer, 2. Kraft sowie 3. Mobilität, das heißt Dehnbarkeit plus Spannkraft.

Je nach Sport oder Training werden ein, zwei oder – im besten Fall – alle drei Bereiche trainiert. Denn auch hier gilt: Der Mix macht's. Vielfältigkeit ist ein zentraler Faktor, weil wiederkehrende gleichförmige Belastung letztlich ein erhöhtes Risiko für Verschleißerscheinungen birgt. So erklärt sich auch, dass Hochleistungssportlerinnen und -sportler mit ihren spezifischen, immer gleichen und exzessiven Bewegungsabläufen diejenigen sind, bei denen sich Abnutzungserscheinungen am deutlichsten zeigen. Wer jetzt glaubt, dies sei der Freibrief, um es sich in der Hängematte gemütlich zu machen: leider nein. Die sogenannten Couch Potatoes nehmen nämlich Platz zwei ein, wenn es um Verschleißerscheinungen geht. Alle, die sich «normal» häufig bewegen, zeigen die mit Abstand geringsten Abnutzungen an Gelenken und Knochen.

Es ist ja nicht so, dass die positiven Effekte sich nicht am eigenen Körper erleben ließen. Ist der innere Schweinehund erst einmal überwunden, stellen die meisten fest, dass Bewegung ihnen sogar richtig guttut. Je häufiger man sich über den Tag verteilt bewegt und je unterschiedlicher die Bewegungsabläufe sind, desto besser für Bewegungsapparat, Stoffwechsel und Herz-Kreislauf-System. Und wer sich darüber hinaus noch einen großen Gefallen tun möchte, der bringt sich einmal am Tag zum Schwitzen, und sei es nur für einen einige kurze Momente. Ob das beim Sport, Rasenmähen, Fußballspielen oder Treppensteigen passiert, ist im Übrigen überhaupt nicht von Belang.

Das hört sich zwar im ersten Moment vielleicht ein wenig ambitioniert an, aber um es einmal deutlich zu sagen: Im Normalfall ist es bei unserem Lebensstil so gut wie unmöglich, sich im Alltag zu viel zu bewegen. Ganz im Gegenteil: Jeder Schritt, den man tut, trägt dazu bei, dass der Körper auf Touren kommt, statt im Stand-by vor sich hinzuschlummern – sei es, den Müll aus dem dritten Stock zu Fuß runterzubringen, die Einkäufe im Rucksack nach Hause zu schleppen oder eben die Treppe zu benutzen statt des Aufzugs. Und wenn man dabei noch einen Zahn zulegt und schneller geht als unbedingt notwendig, kann man sich das Sportprogramm zwar nicht gleich sparen, zahlt aber schon mal auf sein Bewegungskonto ein. Ganz nach dem Motto «Kleinvieh macht auch Mist».

Falls Sie zu denen gehören, die nicht ganz so gut in Gang kommen, haben wir Ihnen damit hoffentlich ein wenig den Druck genommen. Sehen Sie es einfach so: Alles ist besser, als sich zu Hause «den Hintern platt zu sitzen». Und auf keinen Fall müssen Sie auf Biegen und Brechen die berühmt-berüchtigten 10 000 Schritte am Tag hinter sich bringen, die häufig als Empfehlung kursieren. Wissenschaftlich belegt ist sie jedenfalls nicht. Stattdessen ist sie vermutlich schlichtweg dem Umstand geschuldet, dass die ersten mechanischen Schrittzähler bis zu 10 000 Schritte zählen konnten. Einer davon kam 1964 im Rahmen der in Tokio stattfindenden Olympischen Sommerspiele auf den Markt. Und mit *Manpo-kei* – japanisch für 10 000-Schritt-Zähler – trug er die griffige Zahl im Namen (vgl. Köppe 2019).

Falls es Ihnen hilft, sich ein konkretes Ziel zu stecken: Nach neueren Erkenntnissen reicht schon eine halbe Stunde zusätzliche moderate Bewegung am Tag – das entspricht etwa 7500 Schritten – um beispielsweise das Risiko für Herz-Kreislauf-Erkrankungen deutlich zu senken (Lee u. a. 2019; Tudor-Locke u. a. 2011).

Da der Nutzen eines aktiven Lebensstils sich nicht leugnen lässt, lautet die Frage also nicht, ob man sich regelmäßig bewegen und Sport treiben sollte, sondern in welchem Maße.

Letztlich ist es wie bei allen anderen Bestandteilen der Jungbrunnenformel auch: Erstens spielt die Intensität der Bewegung eine große Rolle – eine halbe Stunde Jogging wirkt sich anders aus als ein ausgedehnter Spaziergang, selbst wenn man dieselbe Schrittzahl dabei zurücklegt. Und zweitens macht die individuelle Verfassung eine pauschale Empfehlung geradezu unmöglich – Kinder und Jugendliche haben ein größeres Bedürfnis, sich zu bewegen, als Erwachsene; es gibt Menschen, die großen Spaß daran haben, sich körperlich zu betätigen; es gibt Personen, die krankheitsbedingt in ihrer Bewegungsfähigkeit eingeschränkt sind ... Die Liste ließe sich endlos weiterführen, in einem ist sich die Forschung aber einig: Sich – aus welchen Gründen auch immer – nicht zu bewegen, stellt für unseren Körper eine große gesundheitliche Herausforderung dar. Und zwar insbesondere in der zweiten Lebenshälfte, in der sich sowieso schon, also auch ohne einen ausgeprägten Bewegungsmangel, die ersten Alterungserscheinungen mehr oder weniger deutlich einstellen.

Exkurs: Extrembelastungen – und was man daraus ableiten kann

Im Normalfall reicht eine regelmäßige, abwechselnde und maßvolle körperliche Betätigung aus, um fit und gesund zu bleiben. Vor allem Untrainierten ist von extremen Belastungen dringend abzuraten. Ist unser Körper aber entsprechend daran gewöhnt, ist er zu unglaublichen Höchstleistungen in der Lage. Wie sich extreme Belastungen auf den menschlichen Körper auswirken, haben der Orthopäde Dr. Uwe Schütz sowie der Radiologe Dr. Christian Billich im Rahmen einer Verlaufsstudie mit Hilfe der Magnetresonanztomographie (MRT) beobachtet. Hierfür begleiteten sie den Mehretappenwettkampf TransEuropeFootRace 2009, bei dem 67 Ultrastreckenläuferinnen und -läufer in 64 Tagen eine Gesamtdistanz von über 4500 km von Bari in Italien bis ans Nordkap in Norwegen liefen. Das heißt durchschnittlich 70 Kilometer pro Tag, und zwar ohne einen einzigen Tag Pause.

Im Gepäck hatten die beiden Ärzte von der Universitätsklinik Ulm und ihr Team eine mobile MRT-Einheit auf einem Sattelzug – mit 27,5 Tonnen Gesamtgewicht. Alle drei bis vier Tage wurden die Probandinnen und Probanden in dem MRT-Gerät untersucht, das heißt etwa 15- bis 17-mal im Laufe des gesamten Wettbewerbs. Im Fokus standen sämtliche «Gewebe – also Unterhautgewebe, Muskeln, Sehnen, Faszien, Bänder, Knochen und Knorpel» – sowie die Frage, wie sie sich «im Hinblick auf die starke Beanspruchung verhalten» (Schütz und Billich 2010:7). Begleitend wurden verschiedene weitere Daten erhoben: Die Herzfunktion wurde mit Hilfe von Elektrokardiogrammen (EKGs) überwacht, die Stressparameter im Blut in Labortests gemessen und die psychische Verfassung anhand psychologischer Fragebögen ermittelt.

Von dem insgesamt 67-köpfigen Teilnehmerfeld schafften es letztlich 45 Läuferinnen und Läufer ins Ziel; von den 44, die sich bereit erklärt hatten, an der Studie teilzunehmen, liefen 30 am Nordkap über die Ziellinie (Schütz u. a. 2012). Die Ergebnisse der medizinischen Auswertung ihrer Gesundheitsdaten sind mehr als verblüffend: Denn auch wenn es infolge der Extrembelastung wenig überraschend zu Verletzungen des Bewegungsapparates kam, zeigte sich auch, zu welch enormen Anpassungsleistungen ein trainierter Körper in der Lage ist. So nutzte sich etwa der Gelenkknorpel zwar zunächst einmal ab, begann dann aber im späteren Verlauf sich trotz der gleichbleibenden Belastung wider Erwarten zu regenerieren. Ähnliches war beim

Gehirn zu beobachten. Unter der Dauerbelastung ging das Volumen der grauen Gehirnsubstanz um durchschnittlich rund sechs Prozent zurück. Das passiert auch im Rahmen der natürlichen Alterungsprozesse. Während er dann aber unumkehrbar ist, erholte sich das Gehirn der Läuferinnen und Läufer wieder vollständig. Das zeigen MRT-Aufnahmen, die acht Monate später gemacht wurden. Selbst die Knochen hielten den Strapazen erstaunlich gut stand, mit Ausnahme von zwei Ermüdungsbrüchen, die gegen Ende des Wettkampfs auftraten (Portius 2016).

Und auch in Sachen Faszien brachten die Forscher Erstaunliches ans Licht: Am morgendlichen Zustand der Faszien ließ sich voraussagen, ob und in welcher Zeit die betreffende Person am Ende des Tages ins Ziel kommen würde. Je «fitter» die Faszien, desto leistungsfähiger sind wir (Schleip und Baker 2015).

Calisthenics – der eigene Körper als Fitnessgerät
Bekommen Sie gerade Lust, (wieder) regelmäßig Sport zu machen? Gute Idee! Gleich vorweg: Das beste Fitnessgerät für unseren Körper ist – unser Körper. Ich habe die Trainingsmethode Calisthenics und ihre positive Wirkung auf unsere Faszien schon mehrfach erwähnt. Nun will ich Sie Ihnen etwas genauer vorstellen. Bei Calisthenics wird in der Regel ohne jegliche Hilfsgeräte und nur mit dem eigenen Körpergewicht trainiert. Nimmt man zusätzliche Gewichte zu Hilfe, spricht man von Weighted Calisthenics. Ist man unterwegs, könnte dies ein Rucksack voll mit Einkäufen sein.

Zu den klassischen Eigengewichtsübungen des Calisthenics zählen z. B. Klimmzüge, Crunches, Kniebeugen, Sprünge oder Liegestütze.

Jungbrunnentipps: Fit werden mit Calisthenics

Tipp 1: Betrachten Sie den Alltag als fortlaufendes Fitnesstraining!
Ich nenne diese Perspektive bzw. Methode «Zerofitness» (mehr dazu ab S. 144 ff.) und die Vorteile liegen ganz klar auf der Hand: Man braucht weder spezielle Geräte noch besonders viel Platz. Außerdem kann man die Übungen jederzeit und überall ausführen. Das spart Geld im Vergleich zur teuren Mitgliedschaft im Fitnessstudio und Zeit, weil man nirgendwohin fahren muss. Ideal für Sportmuffel, die ohne viel zusätzlichen Aufwand etwas für ihre körperliche Verfassung tun wollen. Und perfekt für Sportbegeisterte, die ihren Körper damit bestens für andere Sportarten in Form bringen und rüsten können.

Tipp 2: Passen Sie den Schwierigkeitsgrad je nach Bedarf und individueller Konstitution an!
Wem normale Kniebeugen zu langweilig sind, der kann sich an der einbeinigen Variante versuchen, bei der ein Bein nach vorne gestreckt und die Zehen in Richtung Körper gezogen werden. Dies erfordert nicht nur mehr Kraft und Koordination, sondern auch mehr Mobilität in den beteiligten Gelenken, die normalerweise nicht in dem Maße gefordert werden: das Sprunggelenk und die Hüfte. Was sich erst einmal unmöglich anhört, ist Schritt für Schritt erlernbar.

Tipp 3: Werden Sie erfinderisch!
Um es in aller Klarheit zu sagen: Niemand muss zum Schlangenmenschen werden oder sich beim Kunsttur-

nen anmelden, um seinen Körper fit zu halten. Wichtig ist und bleibt, dass man sich überhaupt bewegt, und zwar regelmäßig und vielfältig. Wer dann vielleicht dank der wiedergewonnenen Kraft und Mobilität auf den Geschmack kommt, darf aber natürlich gern – im Rahmen der eigenen Möglichkeiten und körperlichen Verfassung – erfinderisch werden oder sich über geeignete Übungen informieren. Grundsätzlich gilt: Erlaubt ist, was gefällt – und guttut!

Viele Menschen legen beim Sport ihren Fokus vor allem darauf, die Kraft zu trainieren. Dabei vernachlässigen sie oft einen Faktor, ohne den alle Kraft der Welt nichts hilft: die Mobilität. Denn Muskeln mit viel Muskelmasse – wie bei einem Bodybuilder beispielsweise – sind längst keine Garantie für geballte Kraft. Man muss sie auch einsetzen können. Keine Frage, wer seine Muskeln durch welches Training auch immer aufbaut, ist auch kräftiger als eine untrainierte Person. Neben der Maximalkraft, über die ein Mensch verfügt, ist aber auch die Kraftausdauer ausschlaggebend für die Leistungsfähigkeit, ob nun im Alltag oder bei vielen Sportarten. Im Normalfall geht es eben nicht um das einmalige Abrufen einer Spitzenleistung, sondern darum, möglichst lange einer sich wiederholenden Belastung standhalten zu können.

Natürlich ist es beeindruckend, wenn jemand im Alleingang ein Auto anschieben kann. Für die vollgepackten Einkaufstüten, die vom Laden in den dritten Stock geschleppt werden wollen, muss man aber in erster Linie sich selbst sowie das Zusatzgewicht über einen längeren Zeitraum bewegen. Wer über ausreichend Kraft verfügt, macht das, ohne aus der Puste zu kommen und Verletzungen durch Überanstrengung bzw. Überbelastung zu riskieren.

Eine Langzeitstudie des brasilianischen Sportmediziners Claudio Gil Araújo mit 3878 Personen zwischen 41 und 85 Jahren legt nahe, dass es allerdings weniger auf die stoische Wiederholung von Übungen ankommt als auf die Schnelligkeit, mit der sie ausgeführt werden. Die sogenannte Schnellkraft ist laut Gil Araújo ein Indikator für das Sterberisiko: Im Rahmen der Studie konnte für Personen mit einer hohen Schnellkraft ein geringeres Sterberisiko festgestellt werden (Lanzke 2019). Hinzu kommt: Muskeltraining produziert sogenannte Myokine. Diese wiederum beeinflussen sehr viele Stoffwechselprozesse im ganzen Körper und haben zahlreiche positive Auswirkungen auf das Wohlbefinden (Asea & Pedersen 2010). Die Muskulatur hat einen bedeutenden Einfluss auf die Produktion von Hormonen und hormonähnlichen Botenstoffen. Bente K. Pedersen von der Universität Kopenhagen sagt: «Muskeln sind das größte Stoffwechselorgan des menschlichen Körpers» (Pedersen 2013).

Zerofitness – Bewegung als Teil der Geisteshaltung
Meine persönliche Fitnessroutine basiert auf Calisthenics-Übungen, die ich laufend auf meinen Bedarf wie meinen Alltag anpasse. Ich habe schlicht und ergreifend nicht immer Zeit, in ein Fitnessstudio zu gehen oder regelmäßig am Vereinssport teilzunehmen. Was ich zusammengefasst «Zerofitness» nenne, beschreibt also im Grunde eine Haltung, bei der Sport und Bewegung integraler Bestandteil des Denkens und damit des Tagesablaufs sind. Zeitmangel sollte kein Grund dafür sein, gerade mal mit den Schultern zu zucken und ansonsten anderen beim Sportmachen im Fernsehen zuzugucken.

Bei Zerofitness – also Fitness mit null Zeitaufwand – liegt der Fokus darauf, alltägliche Bewegungsabläufe so auszuführen, dass sie Teil eines persönlichen Fitnessprogramms werden. Meist braucht es nur ein wenig Kreativität, um eine Tätigkeit als Anlass zu verstehen, sich – allein oder mit anderen gemeinsam – zu bewegen. Mit den Enkelkindern die Treppen auf allen vieren hochzukrabbeln, trainiert den ganzen Körper und macht Spaß. Nicht umsonst gehört es für Shaolin-Mönche zur Routine, einen Berg hochzujoggen und auf allen vieren wieder hinunterzusteigen. Und wer morgens schon mal spät dran war, weiß nur zu gut, dass ein kurzer Sprint zum Bus oder zur S-Bahn den Kreislauf auf Touren bringt. Generell bietet es sich an, Wege grundsätzlich im Laufen statt im Gehen zurückzulegen. Auch wenn das mit dem ein oder anderen verwunderten Blick quittiert werden mag, die eigene Fitness wird es dankbar annehmen. Wem das zu viel ist – oder wer nicht verschwitzt zu einem Termin kommen mag –, kann zumindest schnell gehen statt langsam zu schlendern. Und um Fahrstühle sollten Sie so oder so einen Bogen machen.

Angefangen mit Zerofitness habe ich am Anfang meiner beruflichen Karriere aufgrund eines Problems, das die meisten wohl nur zu gut kennen: Ich hatte viel zu viel Arbeit und viel zu wenig Zeit. Doch woher nehmen, wenn nicht stehlen? Auf der Suche nach einer Antwort stolperte ich über eine Erkenntnis aus der neueren Gesundheitsforschung: Regelmäßiger Sport stärkt Herz und Kreislauf bekanntermaßen, doch wenn Belastungs- und Ruhephasen sich abwechseln, lassen sich in viel kürzerer Zeit dieselben, wenn nicht gar bessere Ergebnisse erzielen (Daussin u. a. 2008; Werner u. a. 2019).

Als Intervalltraining ist diese Methode inzwischen weit verbreitet. Diesen Effekt «übersetzte» ich damals gewissermaßen, um ihn in mein tagtägliches Bewegungsmuster zu integrieren und davon zu profitieren: Für den Großteil meines Arbeitsweges nutze ich die Bahn, den Weg zum und vom jeweiligen Bahnhof lege ich aber zu Fuß zurück. Und während ich früher gut 10 Minuten pro Strecke brauchte, lege ich nun einen Zahn zu und sprinte sie ihn gerade einmal 3 Minuten. Mit dem Ergebnis, dass ich sieben Minuten pro Weg, also insgesamt eine halbe Stunde Zeit am Tag einspare – während mein Kreislauf viermal am Tag merklich in Schwung gerät und ich so – ganz nebenbei – immer fitter werde.

So habe ich ohne zusätzlichen Aufwand aus der Not eine Tugend gemacht, die mir inzwischen zur liebgewonnen Gesundheitsroutine geworden ist: Sobald ich per pedes von A nach B möchte, laufe ich los, anstatt wie früher zu gehen. Egal ob ich den Zug zur Arbeit erwischen möchte oder mit meinem jüngsten Sohn auf dem Arm pünktlich zum Frühstück im Kindergarten sein muss.

Was sich erst einmal ungewöhnlich anhören mag, bringt aber nicht nur Herz-Kreislauf- und Lymphsystem in Schwung: Damit verbunden ist auch eine Abwechslung in der Belastung des Bewegungsapparates. Ein Sprint, bei dem ich das zusätzliche Körpergewicht meines Sohnes von rund 25 kg trage, beansprucht andere Körperteile, Muskeln, Sehnen und Gelenke als ein Schlendern, bei dem ich ihn an der Hand halte. Um die Belastung möglichst abwechslungsreich zu gestalten, laufe ich in unterschiedlichen Geschwindigkeiten, während mein Sohn entweder auf meinen Schultern sitzt oder ich ihn mal auf dem linken Arm, mal auf dem rechten Arm halte. Ich vermeide dadurch eine einseitige Belastung, was wiederum ausschlaggebend dafür ist, die Flexibilität des eigenen Körpers zu erhalten.

Dank der Zerofitness-Methode ist mein Körper inzwischen so trainiert, dass ich bei meinen seltenen Besuchen im Fitnessstudio jedes Gerät ohne Probleme nutzen kann. Das hat mich am Anfang selbst erstaunt. Was meine Statur angeht, bin ich weit entfernt von den muskelbepackten Frauen und Männern, die dort regelmäßig schwitzen und zum Teil imposante Muskeln besitzen. Dann aber hörte ich von einem Turner, der schon bei Olympischen Spielen eine Goldmedaille gewonnen hatte und dem es ganz genauso ging. Nach dem Ende seiner aktiven Sportlerkarriere ging er ins Fitnessstudio, um in Form zu bleiben, musste aber feststellen: Egal welches Gerät und wie viel Gewicht – der Widerstand reichte einfach nicht aus, um ihn zu fordern. Worauf er sich entschied, wieder drei Mal die Woche zu turnen, um fit zu bleiben.

Als ich davon las, wurde mir plötzlich klar: Das Geheimnis sind die Faszien (vgl. S. 127 ff.)! Turnen ist eine Sportart, die davon lebt, dass Muskeln, Sehnen, Bänder und eben auch Faszien gedehnt und gestreckt werden. Entsprechend ist auch das begleitende Training ausgerichtet, das – kein Wunder – auf Eigengewichtsübungen aufbaut.

Muskeln und Faszien zu dehnen trägt, wie bereits beschrieben (vgl. Schleip und Bayer 2019), wesentlich zu ihrer Leistungsfähigkeit bei, weil die Fasern dann eben nicht verkleben und dadurch leistungsfähiger sind. Isolierte Muskelübungen hingegen sorgen zwar für einen Muskelaufbau, allerdings ohne dass der Muskel auch nur annähernd so viel Kraft erzeugen könnte.

Meinen persönlichen Aha-Moment habe ich an der Beinpresse erlebt: An diesem Gerät liegt man auf dem Rücken und drückt mit den Füßen gegen ein Gewicht. Durch das ständige Auf und Ab werden die Beinmuskeln trainiert. Allerdings auch nur die. Effektiver ist es da schon, Kniebeugen mit Freihanteln zu machen – die Königsdisziplin im Kraftsport.

Mein Pendant dazu ist die einbeinige Kniebeuge, bei der ein Bein nach vorne gestreckt wird. Dabei werden die Muskeln trainiert, die das Strecken und Beugen des Standbeins ermöglichen, indem sie die dazu nötige Kraft erzeugen – aber eben auch diejenigen Muskeln und Faszien, die den Körper währenddessen stabilisieren, damit ich nicht wie ein nasser Sack zur Seite umfalle. Meine Variante hat also für die Oberschenkelmuskulatur den gleichen Effekt wie die Beinpresse, trainiert dabei aber auch noch gleich den Rest des Körpers mit.

Mein Plädoyer für Zerofitness auf Basis von Eigengewichtsübungen entspringt meiner persönlichen Vorliebe und den deutlichen Erfolgen, die ich damit erzielt habe. Das soll aber niemanden davon abhalten, ins Fitnessstudio zu gehen, solange er oder sie Spaß daran hat.

Fit im Vorübergehen

Man kann Muskeln und Faszien mit einfachen Übungen und wenig Aufwand im Alltag ausgesprochen effizient trainieren. Was man braucht, ist nur ein wenig Kreativität, ein Gespür für den eigenen Körper und konsequentes Dranbleiben.

Unser tägliches Leben bietet uns nämlich genügend Gelegenheiten, Kreislauf und Körper in Schwung zu bringen, ohne gleich ins Schwimmbad oder ins Yogastudio gehen zu müssen. So ist die weiter oben beschriebene Zimmermädchen-Studie (vgl. S. 54) der beste Beweis dafür, dass man sich sogar durch Putzen fit und beweglich halten kann. Und zwar vor allem dann, wenn man sich bewusst macht, dass Putzen bei genauerer Betrachtung auch eine Art Fitnesstraining ist.

Staubwischen, Fensterputzen, Badschrubben – wer selbst putzt, aktiviert ganz unterschiedliche Bewegungsmuster, Muskeln und Gelenke und spart dabei nicht nur Bares, sondern zahlt auch aufs Gesundheitskonto ein.

Zu Fuß oder mit dem Fahrrad einkaufen zu gehen und die Einkäufe nach Hause zu tragen, anstatt den Lieferservice zu bemühen oder mit dem Auto zu fahren, stellt auch eine Art körperlicher Aktivität dar, die man lästig finden kann, mit der man aber einen Beitrag zum Gesundbleiben leistet. Und wer auf Putzhilfe und Bringdienst nicht verzichten möchte, kann ja mal darüber nachdenken, die gesparte Zeit in eine Runde Jogging an der frischen Luft statt in eine Folge der Lieblings-TV-Serie auf dem Sofa zu investieren.

So banal es sich anhört, wenn man genau hinschaut, bieten sich viele Alltagspflichten, die wir als lästig empfinden, geradezu an, um unseren Bewegungsmangel zumindest ansatzweise auszugleichen. Und wenn wir uns das bewusst machen, steigen die Leistungsparameter sogar noch an (Crum und Langer 2007).

Selbst bei Gelegenheiten, bei denen wir sitzen, ist Zerofitness möglich. Dabei braucht es auch hier nur ein wenig Phantasie, um Straßenbahnfahrten oder die Zeit im Wartezimmer beim Arzt nicht einfach «abzusitzen», sondern als Anlass für Fitnessübungen zu nehmen.

Was ich persönlich gerne mache, wenn ich in stundenlangen Besprechungen bin: Ich drücke mich mit beiden Armen von der Sitzoberfläche hoch – während ich weiter zuhöre. Das bringt den Kreislauf auf Trab und trainiert gleichzeitig den Trizeps, außerdem ist die Bauch- und Rückenmuskulatur gefragt, den Oberköper im Gleichgewicht zu halten. Bei ausreichend Platz und in entsprechender Gesellschaft strecke ich auch schon mal die Beine nach vorne aus, sodass ich mein komplettes Körpergewicht halten muss. Und bei der nächsten Schwierigkeitsstufe, etwa beim Brunch mit Freunden, sitzt währenddessen dann einer meiner Söhne bei mir auf den Knien.

Solche Übungen können wir alle machen, wenn wir unseren Alltag mit offenen Augen nach Situationen und Körperhaltungen durchforsten, die sich entsprechend abwandeln lassen. Mein Motto lautet jedenfalls: «Geh ich nicht ins Fitnessstudio, kommt das Fitnessstudio eben zu mir.»

Zugegebenermaßen hat das früher durchaus für Erheiterung im Familien-, Freundes- und Kollegenkreis gesorgt – und tut es teilweise noch immer. Liegestütze im Wohnzimmer mit dem einen Sohn auf dem Rücken oder Klimmzüge auf dem Spielplatz mit dem anderen Sohn auf den Schultern – ich kann verstehen, dass man da ins Schmunzeln kommt. Trotzdem hat bisher noch keiner meiner Mitmenschen überzeugend argumentieren können, was ernsthaft dagegen spricht, dass ich mich dadurch vermeintlich «zum Affen mache» – zumal diese in der freien Wildbahn nicht an Zivilisationskrankheiten wie z. B. Arthrose leiden (Stadler 2014).

Beweglich bleiben im Alter

Unsere Mobilität nimmt im Laufe des Lebens mehr ab, wenn wir uns wenig und falsch bewegen, wogegen sich aber ohne viel Aufwand etwas machen lässt. Schwieriger wird es, gegen natürliche Alterserscheinungen anzugehen, die, salopp formuliert, das Ergebnis einer unumgänglichen «Materialermüdung» sind – aber auch das ist nicht unmöglich. Mobilität ist eng verknüpft mit der Dehnbarkeit von Muskel- und Faszienfasern sowie dem individuellen Bewegungsradius, in dem die Gelenke benutzt werden können. Innerhalb der anatomischen Grenzen, die von Mensch zu Mensch variieren, lässt sich die Mobilität des eigenen Körpers erhalten und eine fortschreitende Einschränkung zumindest verlangsamen. Und um es einmal ganz einfach zu formulieren: Wer seinen Körper innerhalb der eigenen Möglichkeiten umfassend bewegt, kann dadurch vielen sogenannten Abnutzungserscheinungen entgegenwirken. Was sich wie eine provokante These anhört, ist in Expertenkreisen inzwischen unstrittig (vgl. Schleip und Bayer 2019): Gelenke, deren kompletter Bewegungsspielraum im angemessenen Rahmen ausgenutzt wird, verkalken weniger und bilden keine Arthrose aus. Der Grund liegt auf der Hand: Sind Knochen, Muskeln und das umgebende Gewebe in Bewegung, ist auch die Sauerstoff- und Nährstoffversorgung sowie der Abtransport von Stoffwechselendprodukten gewährleistet. Die meisten von uns haben sich in ihrem geregelten Tagesablauf an sehr reduzierte Bewegungsabläufe gewöhnt. Sich selbst freiwillig, wenn auch unbewusst, auf die immer selben Routinen zu beschränken und womöglich bestimmte Bewegungen sogar zu vermeiden, ist jedoch, außer bei akuten Schmerzen, genau die falsche Entscheidung. Horchen Sie doch mal in Ihren Körper hinein und trauen Sie sich in einer unbeobachteten Minute auszuprobieren, zu welchen Bewegungen Sie in der Lage sind! Springen wie ein Frosch, stolzieren wie ein Storch, schlängeln wie eine Ringelnatter, auf allen vieren stapfen wie ein Bär, hangeln wie ein Affe – die Verschiedenartigkeit der Bewegungen aktiviert Muskeln und Faszien, die bei vielen Menschen eher selten zum Zug kommen. Ich verspreche Ihnen, sie werden es Ihnen danken – und umgekehrt.

Man kann gar nicht überbewerten, wie gut es Muskeln und Faszien tut, wenn man sich während des Tages oft und ausgiebig dehnt. Suchen Sie bewusst nach Gelegenheiten, es gibt mehr, als man denkt: während man vor dem Wasserkocher steht, um sich einen Tee zu machen. In der Besprechungspause. Beim Telefonieren. Wer eine Katze oder einen Hund hat, kann jeden Tag beobachten, wie die Vierbeiner sich oft und gerne strecken und recken. Machen Sie es ihnen nach,

Sie werden sehen, wie gut das tut! Wenn Ihre Türrahmen
das zulassen, dann hängen Sie sich hin und wieder einfach
hin – das ist zwar anstrengend, aber auch äußerst effektiv,
denn durch die Schwerkraft werden sämtliche Muskel- und
Faszienfasern mit derselben Zugkraft langgezogen. Nebenbei
erhöht sich auch die Handkraft – was man spätestens dann

merkt, wenn das Öffnen von Schraubgläsern plötzlich kein
Problem mehr ist und man den vollen Einkaufsbeutel locker
an einem Finger baumeln lassen kann. Umgekehrt lässt sich
mit beiden Bewegungsabläufen die Handkraft auch gezielt
trainieren. Apropos: Die Handkraft und Beinkraft sind ein Indikator für Langlebigkeit. Je stärker ausgeprägt sie sind, desto
länger fällt die erwartbare Lebensspanne der betreffenden
Person aus (vgl. Steves u. a. 2016).

Frischer Schwung für Ihre grauen Zellen
Es war jetzt schon des Öfteren davon die Rede, dass eine
größtmögliche Vielfalt bei der Bewegung sich positiv auf den
Körper auswirkt. Sie erfüllt aber auch noch einen anderen
Zweck: Dank ihr halten wir unsere grauen Zellen auf Trab.
Einen neuen Bewegungsablauf zu erlernen, ist ein dreistufi-
ger Prozess: Zunächst erlernen wir die Bewegung, dann sind
wir in der Lage, sie auszuführen, bis wir sie mit der Zeit und
nach etlichen Wiederholungen beherrschen. Während des
Lernprozesses werden in unserem Gehirn bestehende Synapsen verstärkt oder bei Bedarf auch neue aufgebaut.

Um diese Vorgänge anzustoßen, muss man nicht einmal
alle paar Monate eine neue Sportart ausprobieren. Es reicht
schon aus, tagtägliche Routinen zu durchbrechen und sich
der Herausforderung zu stellen, die Treppe rückwärts hoch-
und runterzugehen oder die Zähne mit der anderen Hand
zu putzen. Für Sportbegeisterte könnte das entsprechend

heißen, Joggen, Schwimmen und Tanzen miteinander abzu-
wechseln. Ob nun bewusste Integration von Bewegung im
Alltag oder – noch besser – Sport als Freizeitbeschäftigung:
Wer regelmäßig, möglichst vielfältig und moderat körperlich
aktiv wird, hilft Körper und Geist, agil, fit und jung zu halten.

Eintönigkeit und Bequemlichkeit sind die ersten Schritte
in Richtung Altern. Schauen Sie doch mal, mit welcher Be-
geisterung, Neugier und Lebendigkeit Kinder ihre Umgebung wahrnehmen und entdecken. Warum? Weil das alles
noch neu und aufregend für sie ist. Dank der Unmengen an
frischen Impulsen, Eindrücken und Sinnesreizen, die tagtäglich auf ein Kindergehirn einprasseln, wächst und entwickelt
es sich rasant.

Mit etwa 20 Jahren ist das menschliche Gehirn dann in
etwa ausgewachsen – was aber nicht heißt, dass es sich nicht
mehr verändert. Sowohl Gehirnzellen als auch Synapsen
werden laufend auf- und abgebaut, und zwar je nach Bedarf.
Und hier kommt unser eigener Erfindungsreichtum ins Spiel:
Wenn wir für unseren Arbeitsweg verschiedene Fortbewe-
gungsmittel nutzen und/oder auch verschiedene Wege gehen, fahren, radeln – dann sorgen wir ohne großen Aufwand
für neue Reize und verhindern, dass unser Gehirn sich lang-
weilt und in einen Dornröschenschlaf verfällt.

Besonders auffällig wird dieser Effekt, wenn wir verreisen:
Ob Karibik oder Schwarzwald, New York oder Urlaub auf dem
Bauernhof – man lernt neue Orte, Kulturen, kulinarische Spe-
zialitäten, Menschen kennen und setzt sich damit auseinan-
der. Wer mit offenen Ohren und Augen verreist, entspannt
nicht nur, sondern hält auch sich selbst und sein Gehirn fit.

Auch eine Vielfalt bei Hobbys und Interessen führt zu
mehr Flexibilität im Gehirn, je unterschiedlicher, desto besser: Das Unkrautzupfen im Garten sorgt für frische Luft, regt

den Kreislauf an, versorgt den Körper mit Sauerstoff und gibt ihm die Möglichkeit, das als Sonnenvitamin bekannte Vitamin D3 zu bilden. Ein Theaterbesuch stimuliert hingegen eher intellektuell und findet in Gesellschaft anderer Menschen statt.

Viele werden das sogar von ihrem eigenen Freundeskreis kennen: Dort tummeln sich Menschen, die man in unterschiedlichen Kontexten kennengelernt hat, die vermutlich verschiedenen Berufen nachgehen, nicht alle demselben sozialen Milieu angehören und mit ganz eigenen Persönlichkeiten überzeugen. Einerseits sprechen diese Personen alle Facetten unseres eigenen Ichs an, weshalb wir mit ihnen befreundet sind. Andererseits fordern und fördern sie im besten Fall, dass wir über unseren eigenen Tellerrand blicken, andere Meinungen zulassen und uns mit einer Vielzahl von Dingen beschäftigen statt des immer selben Einerlei.

Stehen Sie auf! Sitzen als Risikofaktor
Auch wenn das jetzt eine der unbequemsten Wahrheiten ist: Das Schlimmste, was wir unserem Körper antun können, ist Sitzen. Laut einer Metastudie aus dem Jahr 2012, die Daten aus insgesamt 18 Studien und von fast 800 000 Patientinnen und Patienten auswertet, leiden Menschen, die viel sitzen, nicht nur häufiger an Diabetes Typ 2 sowie an Herz-Kreislauf-Erkrankungen, sondern sterben sogar häufiger vor Erreichen der durchschnittlichen Lebenserwartung (Wilmot u. a. 2012). Für alle, die sich jetzt heimlich freuen, weil sie mit dem Fahrrad ins Büro fahren und nach ihrem 8-Stunden-Tag noch regelmäßig joggen und schwimmen gehen, hat Studienleiterin Emma Wilmot allerdings einen Dämpfer parat: Sport ist zwar gesund, aber kein Ausgleich für vieles Sitzen. Dagegen hilft letztlich nämlich nur eins: nicht sitzen.

Wie genau ein Stehpult oder regelmäßiges Beinevertreten dabei helfen können, also wie viel Zeit man mindestens im Stehen arbeiten sollte und wie oft genau man denn nun aufstehen sollte, um den negativen Folgen des Sitzens entgegenzuwirken, ist noch nicht ausreichend erforscht. Unstrittig ist aber, dass Bewegung das A&O ist. Im Sitzen verlangsamen sich Stoffwechsel, Kreislauf und Atemfrequenz, was letztlich die altbekannten Gesundheitsrisiken birgt. Inzwischen gilt Sitzen längst als das neue Rauchen, in Expertenkreisen ist sogar von der Sitzkrankheit die Rede. Ulf Ekelund von der Norwegian School of Sport Sciences und Thomas Yates von der University of Leicester haben in einer Meta-Studie die Datensätze von über einer Million Frauen und Männer ausgewertet. Bewusst salopp formuliert, lautet die Erkenntnis: Wer länger sitzt, ist früher tot (Ekelund u. a. 2016).

Überlegen Sie mal, wie der typische Tagesablauf an einem Wochentag von Menschen aussieht, die im Büro arbeiten: Frühstück im Sitzen, in Auto/Bus/Bahn zur Arbeit und auch wieder zurück, dazwischen acht Stunden Arbeit am Schreibtisch, dann Abendessen am Tisch und anschließend noch etwas Fernsehen auf der Couch. Wenn man sich das so deutlich vor Augen führt, wir klar: Das kann für einen Körper, der dafür gemacht ist, den ganzen Tag in Bewegung zu sein, nicht gut sein.

Um sich auch in einem Alltag, der größtenteils aus Sitzen besteht, möglichst viel zu bewegen, ist ein Ausbrechen aus der eigenen Bewegungsroutine gefragt. Nicht jeder Beruf wird einem das in ausreichendem Maß ermöglichen. Trotzdem sind wir alle im Namen unserer eigenen Gesundheit gefragt, erfinderisch zu werden. Das ist anfangs nicht nur ungewohnt, sondern kann einem auch durchaus einiges an kognitiver Leistung abverlangen: Wer sich während des Telefonierens dehnt, muss sich die ersten Male sicherlich bewusst konzentrieren, um dem Gespräch noch folgen zu können. Doch auch diese Herausforderung meistert das Gehirn nach kurzer Zeit spielend.

Wer sich wenig bewegt, altert schneller

Eine gebeugte Körperhaltung ist von jeher ein Erkennungsmerkmal des Alters. Doch je mehr Menschen ihren Arbeitstag am Computer verbringen, desto häufiger sieht man die nach vorn gezogenen Schultern auch bei jüngeren Frauen und Männern. Und das kommt nicht von ungefähr, denn die andauernde Bewegungslosigkeit und Fehlhaltung, zu der uns die Bildschirmarbeit geradezu zwingt, lässt unsere Muskel- und Faszienfasern sowie unsere Gelenke starr und unbeweglich werden.

Unser Nervensystem braucht je nach Komplexität der Bewegung zahlreiche Wiederholungen, um eine neue Bewegung zu erlernen. Das gilt auch für die Dehnbarkeit unserer Muskeln, Bänder und Faszien. Der Schlüssel zum Erfolg liegt also in der Beständigkeit. Wer jeden Tag übt, kann am Anfang im Stehen bei durchgedrückten Knien vielleicht gerade einmal mit den Fingerspitzen den Boden berühren, bis es irgendwann kein Problem ist, die Handflächen flach auf den Boden zu legen.

An jeder Bewegung sind nicht nur Muskeln, Sehnen, Bänder und Faszien beteiligt, sondern auch das Nervensystem. Einmal fest mit der Hand zuzudrücken, ist ein komplexer Vorgang: Die gezielte Bewegung der einzelnen Bestandteile der Hand muss gesteuert werden. Die Fähigkeit einer Person, eine solche Bewegung auszuführen, ist auch ein Indikator dafür, wie es um ihre Gesundheit steht. Je anspruchsvoller der ausgeführte Bewegungsablauf und je leistungsfähiger die

Koordination und Krafterzeugung, desto fitter ist der Körper, der das alles leistet.

Sprungkraft, Handkraft und Beinkraft gelten daher als Indikatoren für unser biologisches Alter. Was das im Alltag bedeutet, lässt sich leicht an ein paar Beispielen ablesen: Dank einer guten Handkraft können wir uns z. B. im Bus oder an Treppenhandläufen gut festhalten und Alltagsgegenstände wie Marmeladengläser selbst öffnen. Das heißt, wir kommen besser und länger ohne fremde Hilfe zurecht. Dasselbe gilt für Beinkraft: Weil sie uns u. a. vor dem Hinfallen bewahrt, bleiben wir insgesamt mobiler und trauen uns auch mehr Bewegung zu. Und das wirkt sich in der Summe wiederum positiv auf unsere Psyche aus. Die gute Nachricht ist: Wenn wir diese Kräfte trainieren, verbessern sich unser Gesundheitszustand und unser Wohlbefinden.

Leistungssportlerinnen und -sportler machen sich das ebenfalls zunutze. Sie trainieren neben Kraft und Schnelligkeit auch ihr Nervensystem, indem sie beispielsweise gleich nach dem Aufwachen einen Sprint oder Liegestütz mit Händeklatschen machen. Auf diese Weise trainieren sie, sich zu überwinden, und entwickeln eine Willenskraft, die sie dann später abrufen können, um im Wettbewerb maximale Leistungen zu erbringen. Aus diesen Erkenntnissen hat sich sogar ein neues Fachgebiet entwickelt; die «Neuroathletik» (siehe dazu z. B. Lienhard 2019, 2020 und Lienhard u. a. 2019).

Jungbrunnentipps für körperliche und geistige Fitness – egal in welchem Alter

Tipp 1: Bleiben Sie aktiv!
Natürlich sei es jedem und jeder vergönnt, mit dem Renteneintritt einen Gang herunterzuschalten. Eins steht dabei aber völlig außer Frage: Wer es sich nicht bequem macht, sondern aktiv bleibt und vielleicht ein Hobby für sich entdeckt, ein Ehrenamt annimmt oder eine neue Sportart ausprobiert, setzt Impulse und Motivation frei – und leistet damit einen wichtigen Beitrag, auch das Gehirn jung zu halten. Kurzum: Wer rastet, der rostet.

Tipp 2: Bleiben Sie in Bewegung!
Ein Körper, der zu wenig in Bewegung ist, wird nicht ausreichend mit Sauerstoff und Nährstoffen versorgt. Außerdem stellen statische Körperhaltungen, die über einen langen Zeitraum und ohne Ausgleichsbewegungen eingenommen werden, ihrerseits eine enorme Belastung für den Körper dar. Am besten integrieren Sie Bewegung daher als Selbstverständlichkeit in Ihren Alltag, und zwar möglichst vielfältig: zu Fuß gehen, mit dem Fahrrad fahren, Treppen steigen, den Einkauf im Rucksack nach Hause tragen etc.

Tipp 3: Der Mix macht's, nicht die Masse!
Kraft, Ausdauer und Flexibilität bzw. Mobilität sind die drei Bausteine, die wir trainieren, wenn wir körperlich aktiv werden. Wer sich viel bewegt, trainiert sie stärker, so viel ist klar. Während es jedoch absolut ratsam ist, sich jeden Tag mindestens eine halbe Stunde zu

bewegen, gilt bei sportlicher Aktivität, dass weniger manchmal mehr ist. Haben wir unserem Körper eine körperliche Leistung abverlangt, empfiehlt es sich, ihm anschließend eine Ruhephase zu gönnen, in der sich insbesondere der Bewegungsapparat regenerieren kann.

Wer nicht gerade Leistungssport betreibt, ist mit dreimal Sport die Woche gut aufgestellt. Und wer dann optimalerweise noch unterschiedliche Sportarten treibt, leistet einen unschätzbaren Beitrag für die Gesunderhaltung von Körper und Geist. Jeder Ausdauersport sollte durch Muskeltraining ergänzt werden. Das gilt umso mehr, je älter wir werden. Denn leider bauen wir mit voranschreitendem Alter Muskelmasse ab. Mit ein wenig gezieltem Training können wir diesen Vorgang aber verlangsamen.

Tipp 4: Bringen Sie Abwechslung in Ihren Bewegungsalltag!

Das geht einfacher, als man denkt, man muss nur ein wenig umdenken: Schält man die Kartoffeln in der Hocke, hält man den Staubsauger beim Saugen in der Hand, statt ihn hinter sich herzuziehen, oder nutzt man beim Wäscheaufhängen jedes Bücken zum Wäschekorb für eine Kniebeuge, beansprucht man Körperteile, die sonst wenig bis kaum gefordert sind. Nach dem Motto «Kleinvieh macht auch Mist» summieren sich auf diese Weise viele kleine und kleinste Impulse zu einer Grundhaltung, die zu mehr Bewegung im Alltag führt, und zwar ohne zusätzlichen Zeitaufwand.

Tipp 5: Setzen Sie die Sportbrille auf!
Entwickeln Sie aktiv einen Blick dafür, welche Alltagssituationen sich für eine Fitnessübung anbieten: So wird aus dem Schuhezubinden ruckzuck eine Dehnübung, wenn man es im Stehen macht und dabei die Beine gerade lässt. Das ist Zerofitness in Vollendung! Weitere Beispiele gefällig? Gerne: Nutzen Sie Telefonate, um aufzustehen und herumzugehen. Gehen Sie zur Kollegin, anstatt ihr eine E-Mail zu schreiben. Holen Sie für kürzere Entfernungen Ihr Fahrrad aus dem Keller und lassen Sie Auto, Bus und Bahn stehen. Widmen Sie Staubsaugen, Fensterputzen und Co. einfach zu Alltagsfitness um. Und last, not least: Entdecken Sie Ihren Körper als Fitnessgerät.

Tipp 6: Lassen Sie sich öfter mal hängen!
Wer die Gelegenheit hat, wie ein Affe an einem Klettergerüst entlangzuhangeln, sich von einem Ast hängen zu lassen und dabei zu schaukeln oder an einem Turnseil – am besten ohne Hilfe der Füße – hoch- und runterzuturnen, kann seinem Körper und insbesondere Armen und Rumpf kaum einen größeren Gefallen tun. Im Alltag fordert der vollgepackte Einkaufsbeutel, der hin und her schwingt, dem Oberkörper ganz ähnliche Bewegungsmuster ab. Der Trainingseffekt, den man hierbei erzielt, lässt sich durch ein isoliertes Gewichtetraining allein gar nicht erreichen. Entsprechend ist das Training mit zwei Kurzhanteln effektiver als das mit einer Langhantel – weil Muskeln, Gelenke und Faszien mehr austarieren und stabilisieren müssen.

Tipp 7: Gehen Sie zum Mehrgenerationen-Spielplatz statt ins Fitnessstudio!

Mehrgenerationen-Spielplätze mit Klettergerüsten, Sprossenwänden, Hängebrücken und Trampolinen sind ideal, um fit zu werden oder zu bleiben – und zwar völlig unabhängig vom Alter. Wer sowieso mit (Enkel-)Kindern dort ist, sollte die Gelegenheit beim Schopf ergreifen und die Geräte mit ihnen zusammen erkunden, anstatt sich auf die Bank zu setzen, um zuzugucken. Und allen anderen sei gesagt: Einen besseren Fitnessparcours gibt es nicht – noch dazu an der frischen Luft und kostenfrei. Klettern, Hangeln, Balancieren und Springen fordert den gesamten Körper. Zum einen werden Muskeln, Bänder und Faszien ausgiebig bewegt und gedehnt, zum anderen werden die Gelenke sehr viel weiter gebeugt und gestreckt oder z. B. im Fall von Schulter- und Hüftgelenk in weit größerem Umfang gedreht als im Alltag. Selbstverständlich steht dabei die eigene körperliche Verfassung im Vordergrund und setzt die Grenzen – die aber durch maßvolle regelmäßige Wiederholung durchaus verschiebbar sind. Trauen Sie sich ruhig etwas zu!

Probieren Sie es doch mal aus: Gerade bei Rückenschmerzen kann es eine wahre Wohltat sein, sich «einfach mal hängen zu lassen» – ob von der Leiter, die zur Rutsche hochführt, oder – für die bereits Fitteren unter uns – kopfüber von der Reckstange baumelnd. Und wer seinen Faszien etwas Gutes tun möchte, versucht sich mal wieder im Seilspringen. Was einige vielleicht als Kinderspiel abtun, ist nicht umsonst in vielen Sportarten ein wichtiger Bestandteil des Trainingsprogramms. Wer erinnert sich noch an Sylvester Stallone, der sich als Rocky Balboa seilspringend in Form brachte? Die federnde Bewegung beim Springen beansprucht die gesamte Muskulatur und hält die Bindegewebsfasern in Schwung – und den Kreislauf gleich mit.

Tipp 8: Durchbrechen Sie Bewegungsroutinen!

Weil wir uns nicht mehr so viel bewegen wie unsere Urahnen, sind Fehlbelastungen an der Tagesordnung. Rückenschmerzen sind laut dem Evolutionsbiologie- und Bewegungsforscher Martin Fischer nur eine logische Konsequenz der Tatsache, dass unsere Rückenmuskulatur beim aufrechten Gang die Hauptlast trägt, während die Bauchmuskulatur notorisch vernachlässigt wird.

Darauf baut auch sein persönliches «Soforthilfeprogramm» auf, wenn sich der Rücken mal wieder schmerzhaft bemerkbar macht. Fischers Empfehlung in solch einem Fall lautet: 50 bis 100 Schritte rückwärts gehen. Durch die ungewohnte Bewegung verändert sich die Beanspruchung der beteiligten Muskeln – was ausreichen kann, um den Schmerz zu lösen und die Beschwerden verschwinden zu lassen (Blech 2015). Diesen Tipp beherzige ich vorbeugend: Wann immer es mir in den Sinn kommt und die Situation es erlaubt, setze ich mich für eine kurze Strecke rückwärts in Bewegung.

Fazit: Bewegung als Jungbrunnenquelle

Gesunde Bewegung ist ein Dreh- und Angelunkt für unseren Körper: Er ist für dauernde Bewegung gemacht und braucht sie für sämtliche Abläufe. Dem sollten wir Rechnung tragen, indem wir uns über den Tag hinweg so viel und vielfältig wie möglich körperlich betätigen. Im besten Fall an der frischen Luft und bei Tageslicht.

Entwickelt man einen Blick dafür, bieten Alltag und Körper mehr als genug Anlässe und Möglichkeiten für Bewegung und Sport. So ist man den typischen Alterserscheinungen und -erkrankungen immer einen Schritt voraus.

FAKTOR 4: SCHLAF – GESUND, FIT UND JUNG BLEIBEN ÜBER NACHT

Fast ein Drittel unseres Lebens verbringen wir mit Schlafen. Was sich wie die reine Zeitverschwendung anhören mag, ist absolut lebensnotwendig. Unser Körper und allem voran unser Gehirn funktionieren nicht, wenn wir nicht regelmäßig und ausreichend schlafen. Nicht umsonst ist systematisch herbeigeführter, dauerhafter Schlafentzug eine Foltermethode.

Im Alltag sind es glücklicherweise weitaus profanere, aber dennoch nicht minder folgenreiche Dinge, die uns daran hindern, den Tag ausgeschlafen anzugehen: Arbeit und/oder Schule fangen zu früh an, im Beruf sind Schicht- oder Nachtarbeit gefragt, zu viel Lärm oder Licht stören den Schlaf, Stress bei der Arbeit oder im Privatleben lassen uns nachts wach liegen. Schlafprobleme sind weit verbreitet: Laut Schlafforschern wie Ingo Fietze, Leiter des Interdisziplinären Schlafmedizinischen Zentrums der Charité in Berlin, leiden rund 80 Prozent der Berufstätigen unter Schlafstörungen (Fietze 2018).

Das ist nur einer von vielen Befunden, die zusammengenommen zu einem großen Gesamtbild beitragen: Eigentlich wissen wir alle, dass Schlaf ausgesprochen wichtig ist – trotzdem sind wir eine Gesellschaft mit einem ausgeprägten Schlafdefizit. Wir schlafen nicht nur zu wenig, sondern auch nicht gut genug – und das hat gravierende Folgen für unsere Gesundheit. Auch und gerade im Alter.

Gesunder Schlaf – was ist das?

Zwischen Einschlafen und Aufwachen liegen bei gesunden Erwachsenen vier bis sieben Schlafzyklen mit einer jeweiligen Dauer von rund 90 Minuten (± 20 Minuten). In jedem dieser Zyklen durchlaufen wir verschiedene Schlafstadien in einem festgelegten Rhythmus: Zunächst gleiten wir von leichtem Schlaf in den Tiefschlaf und wieder zurück, bevor wir in die sogenannte REM-Phase (von engl. *rapid eye movement*) wechseln, bei der unsere Augen sich unter den geschlossenen Lidern schnell hin und her bewegen.

Diese ziellosen und ruckartigen Bewegungen des Augapfels gehen mit einer erhöhten Aktivität unseres Gehirns einher. Was lange eine Vermutung war, konnte 2015 in einer Studie beobachtet werden: Kurz gesagt, unsere Augen folgen dem Geschehen, und unser Gehirn verarbeitet, was wir im Traum sehen (Andrillon u.a. 2015). Das ist jedoch nicht das einzige Kennzeichen, das den REM-Schlaf deutlich von den anderen Schlafphasen unterscheidet, so sind u.a. unser Blutdruck sowie die Herz- und Atemfrequenz erhöht, und wir träumen besonders viel und lebhaft. Weil er am ehesten dem Wachzustand ähnelt, wird er auch als «paradoxer Schlaf» bezeichnet. Vieles rund um den Schlaf an sich ist noch ungeklärt, darunter auch die genauen Funktionen des REM-Schlafs. Einiges spricht aber für eine enge Wechselwirkung mit den Lernprozessen, die im Gehirn ablaufen (mehr dazu ab S. 172ff.).

Bei Erwachsenen macht der REM-Schlaf etwa 20 bis

25 Prozent der gesamten Schlafdauer aus. Bei acht Stunden pro Nacht sind das zwei Stunden. Die restlichen sechs Stunden entfallen auf die anderen Schlafstadien, die unter der Bezeichnung NonREM- bzw. orthodoxer Schlaf zusammengefasst werden.

Der hier in seinen Grundzügen beschriebene Schlafzyklus läuft bei uns allen mehr oder weniger gleich ab. Ganz anders sieht es allerdings bei der Frage aus, die uns im Rahmen der Jungbrunnenformel beschäftigt: Was sollte ich beim Schlafen beachten, um möglichst fit und gesund zu bleiben? Denn wie viel Schlaf wir brauchen und wann er uns besonders guttut, unterscheidet sich von Mensch zu Mensch.

Hier kommt uns glücklicherweise die Schlafforschung mit ihren Ergebnissen zu Hilfe, die ich Ihnen nachfolgend vorstelle. Neben der Einteilung in Schlaftypen und -muster lassen sich deren Erkenntnisse mal mit mehr, mal mit weniger Aufwand in die Praxis umsetzen. Es lohnt sich, die eigene Schlafroutine auf den Prüfstand zu stellen und nach Möglichkeit anzupassen.

Hand aufs Herz – haben Sie nicht auch schon einmal davon geträumt, das mit der Gesundheit und dem Jungbleiben ginge einfach so im Schlaf? Nun, mit schlafen allein ist es zwar nicht getan, aber «richtig schlafen» trägt mehr dazu bei, als Sie vielleicht glauben. Überzeugen Sie sich!

Schlaf- bzw. Chronotypen – von Lerchen und Eulen

Auf eins können wir uns in Sachen Schlaf wohl alle einigen: Wir sollten genug und erholsam schlafen. Nichts einfacher als das, möchte man meinen. Leider ist es dann aber doch ein wenig komplizierter. So gelten etwa seit jeher acht Stunden Schlaf pro Nacht als Richtschnur. Dabei ist das Schlafbedürfnis eine höchst individuelle Angelegenheit. Während die eine nach vier Stunden täglicher Nachtruhe Tag für Tag fit am Verhandlungstisch sitzt, geht das bei dem anderen nur nach neun Stunden Schlaf. Und es gibt auch Menschen, denen zehn bis zwölf Stunden im Bett guttun. Um es schon einmal vorwegzunehmen: Wer seinen Schlaf als erholsam wahrnimmt, kommt in der Regel mit sieben bis acht Stunden Nachtruhe bestens aus (mehr dazu siehe S. 170 f.).

Doch nicht nur, wie lange wir schlafen, ist entscheidend, sondern auch, wann. Dass es ausgeprägte Frühaufsteher und Nachtmenschen gibt, ist in der Schlafmedizin unumstritten. Zu den sprichwörtlichen Lerchen bzw. Eulen zu gehören, stellt aber eine gewisse Herausforderung dar. Denn unsere Gesellschaft gibt eine Taktung vor, die im Grunde für beide sogenannten Chronotypen unpassend ist: Die innere Uhr tickt in beiden Fällen außerhalb der «Geschäftszeiten».

Interessanterweise sind aber nur vergleichsweise wenige Menschen eindeutige Morgen- oder Nachttypen. Bei den meisten neigt der Biorhythmus nicht zu Extremen, sondern bewegt sich in einem Korridor dazwischen. In Fortführung des bekannten Sprachbilds spricht der renommierte Schlafforscher Till Roenneberg in diesen Fällen von den «Tauben» (Roenneberg 2019). Sie sind so häufig wie der berühmt-berüchtigte Stadtvogel: Mehr als die Hälfte aller Erwachsenen gehört diesem mittleren Schlaftyp an. Wenn Sie also morgens immer müde sind oder abends kaum in den Schlaf finden, kann das zwar an dem Chronotypen liegen, der Ihnen in die Wiege gelegt wurde. Wahrscheinlicher ist jedoch, dass Sie unter chronischem Schlafmangel oder einer Schlafstörung leiden.

Im Großen und Ganzen sind die Chronotypen genetisch festgelegt. Was allerdings nicht heißt, dass sie sich im Laufe des Lebens nicht ändern könnten. Und das tun sie bei den meisten Menschen auch. Eltern von Kleinkindern wissen nur zu gut, dass wir fast immer als Lerchen zur Welt kommen – während Teenagereltern beklagen werden, dass sie ihre Sprösslinge morgens überhaupt nicht mehr aus dem Bett bekommen. Und: Mit dem Älterwerden bemerken viele Menschen, dass sie weniger Schlaf in der Nacht brauchen und früher wach werden, dafür aber mittags gerne ein Nickerchen machen.

Unser Tag-Nacht-Rhythmus ist stark von unserem Chronotypen geprägt. Allerdings kann er sich auch in gewissem Maße an äußere Faktoren anpassen: Vor allem die Lichtverhältnisse und die Temperatur sind wichtige Taktgeber, die unsere innere Uhr beeinflussen. Davon profitieren wir allerdings fast nur noch beim Campingurlaub. Denn normalerweise halten wir uns so gut wie ständig bei künstlichem Licht und gleichbleibenden Temperaturen auf.

Unser Tag beginnt dementsprechend unabhängig von Sonnenauf- und -untergang, was unter anderem dazu führt, dass unsere Tage deutlich länger sind – und wir morgens einen Wecker brauchen. Im Grunde befinden wir uns also alle in einem Zustand, den die Schlafforschung als «sozialen Jetlag» bezeichnet. Glücklich schätzen können sich nur diejenigen Lerchen, deren Chronotyp von Natur aus in die Taktung der Gesellschaft passt.

Schlafmuster – von Nachtruhe und Mittagsschlaf

Ob Nachtigall, Lerche oder Taube – haben Sie sich schon einmal Gedanken darüber gemacht, wann Sie schlafen? Was den meisten von uns als «normales» Schlafmuster vorschwebt, ist ein sogenannter monophasischer Schlaf: Das heißt, man schläft in der Nacht und ist am Tag wach, höchstens unterbrochen von einem kurzen Nickerchen. Dieses Schlafverhalten wird uns aber nicht in die Wiege gelegt. Ganz im Gegenteil! Bei Neugeborenen sind die Schlafphasen nämlich noch über die gesamten 24 Stunden des Tages verteilt – was frischgebackene Eltern vor entsprechende Herausforderungen stellt.

Dass wir mit dem Heranwachsen den Tagschlaf immer weiter reduzieren, hat viel mit den Lebensgewohnheiten der jeweiligen Gesellschaft zu tun, in der wir groß werden. Neben dem monophasischen Schlaf, der sich in Deutschland durchgesetzt hat, gibt es auch das biphasische Modell, wie es beispielsweise in Spanien und anderen warmen Ländern sehr lange Zeit üblich war. Das heißt, ein etwas kürzerer Nachtschlaf wurde um eine ausgedehnte Siesta während der Mittagszeit ergänzt. Der Ursprung für diesen gesamtgesellschaftlichen Mittagsschlaf ist in erster Linie dem spanischen Klima geschuldet, weil in der sommerlichen Mittagshitze vor allem körperliche Arbeit – etwa auf dem Feld oder der Baustelle – schlicht und ergreifend nicht leistbar war bzw. ist. Die Lösung: Die Zeit nach dem Mittagessen wurde genutzt, um fehlenden Schlaf nachzuholen. In den kühleren Abendstunden wurde dann das nachgeholt, was tagsüber liegengeblieben war. Entsprechend spät begann die Nachtruhe. In Zeiten enger wirtschaftlicher und politischer Vernetzungen mit anderen Ländern hat sich die Siesta inzwischen in dieser Form zumindest für weite Teile der arbeitenden Bevölkerung überlebt. Heute ist sie eher ein Ritual für die Ferien, Menschen im Ruhestand und Kinder.

Wer die Möglichkeit zum biphasischen Schlaf hat, also einen ausgedehnten Mittagsschlaf in seinen Tagesablauf integrieren kann, hat aus Sicht der Schlafforschung das große Los gezogen. Dieses Modell kommt nämlich unserem natürlichen Schlafverhalten am nächsten. Das Durchschlafen, wie wir es heute kennen und als Ideal hochhalten, hat sich schließlich erst mit der industriellen Revolution durchgesetzt; geschichtlich betrachtet, also vor vergleichsweise kurzer Zeit. Davor haben Menschen sich jahrhunderte- und jahrtausendelang die Nächte geradezu um die Ohren gehauen, wie der US-amerikanische Historiker Robert Ekirch in seinem Buch *In der Stunde der Nacht. Eine Geschichte der Dunkelheit* detailreich und unterhaltsam ausführt (Ekirch 2006).

Ob nun monophasisch oder biphasisch – am Ende des Tages bzw. der Nacht kommt man bei beiden Modellen auf durchschnittlich etwa sieben bis acht Stunden Schlaf. Es gibt allerdings Menschen, denen das zu lange ist. Sie versuchen, ihre Schlafphasen zu verringern, um Zeit zu gewinnen und womöglich leistungsfähiger zu sein. Hierfür nutzen sie verschiedene Varianten des sogenannten polyphasischen Schlafs, bei denen rund um die Uhr in regelmäßigen Abständen verhältnismäßig kurz geschlafen wird. Mal mit, mal ohne Hauptschlafphase, setzt sich der Schlaf bei diesem Schlafmodell aus *Powernappings* mit einer Länge von 20 bis 30 Minuten zusammen.

Im Grunde handelt es sich dabei um eine straffe Optimierung des Schlafens: Weil das Gehirn für seine Regeneration nicht ohne den sogenannten REM-Schlaf auskommt, sollen sich möglichst kurze Phasen zum selben Erholungseffekt addieren wie bei der monophasischen Nachtruhe. Der umgestellte Schlafrhythmus bewegt sich zwischen zwei und fünf Stunden pro Tag. Eine Sonderform, bei der man täglich siebeneinhalb Stunden in fünf Schlafphasen à 90 Minuten schläft, ist durch den Fußballspieler Cristiano Ronaldo bekannt geworden.

So unterschiedlich die verschiedenen polyphasischen Schlafrhythmen auch sind, eins ist ihnen gemeinsam: Sie sind nur schwer mit einem durchschnittlichen Arbeits- und

Sozialleben in Einklang zu bringen. Während einer Weltumseglung oder bei militärischen Einsätzen kann polyphasisches Schlafen von unschätzbarem Vorteil sein, wenn nicht sogar die einzige Option. Doch von solchen Extremsituationen einmal abgesehen, ist der erwartbare Nutzen den Aufwand und die möglichen gesundheitlichen Risiken nicht wert. Was würden Sie z.B. nachts mit der gewonnenen Zeit anfangen, wenn alle anderen selig vor sich hinschlummern und sowohl Geschäfte als auch Freizeiteinrichtungen geschlossen sind?

In Expertenkreisen ist man sich einig: Wem nicht dank seiner Gene sowieso wenig Schlaf ausreicht, der kommt mit polyphasischem Schlaf auf Dauer nicht auf seine Kosten – egal mit welchem Modell. Außerdem geht durch die Aufteilung auf mehrere Schlafphasen letztlich REM-Schlaf verloren, der aber insbesondere für die Funktionsfähigkeit unseres Gehirns unerlässlich ist.

Schlafbedarf – wie viel Schlaf brauchen wir?

Wann und wie viel Schlaf wir brauchen bzw. wie gut wir mit wenig Schlaf auskommen, ist also zu einem großen Teil genetisch vorbestimmt. Für die allermeisten Menschen gilt: Wer es einrichten kann, tut gut daran, regelmäßig auf mindestens sieben Stunden Schlaf pro Nacht zu kommen. Und wer einen Schlafmangel gar nicht erst aufbaut, muss ihn auch nicht wieder ausgleichen.

Fünf Stunden gelten als das absolute Minimum. Wer das über einen langen Zeitraum deutlich unterbietet, geht ein gesundheitliches Risiko ein, das im schlimmsten Fall sogar tödlich enden könnte, wie man aus Experimenten mit Ratten (Everson, Bergmann und Rechtschaffen 1989) oder von der extrem seltenen Erkrankung namens Tödliche Familiäre

Schlaflosigkeit weiß. Dabei ist der Schlafentzug nicht die direkte Ursache, sondern vielmehr der Auslöser für Erkrankungen, die letztlich zum Tode führen.

Ähnlich sieht die Sache aus, wenn wir als Folge von zu wenig Schlaf unvorsichtig und unkonzentriert werden oder im Affekt handeln. Denn damit steigt die Wahrscheinlichkeit für Unfälle aller Art. Laut dem Deutschen Verkehrssicherheitsrat (DVR) ist etwa der berühmt-berüchtigte Sekundenschlaf am Lenkrad für rund ein Viertel der Unfälle auf deutschen Autobahnen verantwortlich (DVR 2010). Legt man die Schätzungen der Bundesanstalt für Arbeitsschutz und Arbeitsmedizin für Verkehrsunfälle allgemein zugrunde, wären das im Jahr 2015 knapp 100 000 Unfallverletzte und rund 900 Unfalltote gewesen (BAuA 2017). Was eine weitere Frage aufwirft, auch wenn sie sich in Ermangelung einer verlässlichen Statistik nicht beantworten lässt: Wie viele der noch viel häufigeren Unfälle in Haushalt und Freizeit sind auf Fehler zurückzuführen, die einer ausgeschlafenen Person nicht passiert wären?

Nicht nur das Unfallrisiko steigt allerdings, wenn wir zu wenig schlafen, wir machen auch mehr Fehler. Ein Paradoxon, wenn man bedenkt, dass in der Arbeitswelt lange Arbeitstage, permanente Einsatzbereitschaft und ständige Verfügbarkeit fast überall zum guten Ton gehören. Wer früh ins Bett geht und das kundtut oder laut über einen Mittagsschlaf nachdenkt, gilt bestenfalls als nicht belastbar, wenn nicht sogar als arbeitsscheu. Einen Karriereschub wird das jedenfalls selten auslösen. Völlig zu Unrecht übrigens, wie die Forschung inzwischen belegen kann (siehe S. 179 ff.).

So verbessern Sie die nächtliche Erholung

In unserer Gesellschaft lautet das Credo «Früher Vogel fängt den Wurm» oder auch «Morgenstund hat Gold im Mund». Es gibt Personen, denen das entgegenkommt und die noch dazu (vermeintlich) mit wenig Schlaf auskommen. Führungsfiguren aus Politik und Wirtschaft, die sich das auf die Fahnen schreiben, üben dadurch einen gewissen Druck auf den Rest der Gesellschaft aus. Erfolg, so suggerieren sie, gibt es nicht ohne den unermüdlichen Arbeitseinsatz. Wer dem nicht gewachsen ist, hat – so der Umkehrschluss – auch nichts Wesentliches beizutragen. Und Schlaf verkommt dabei zur sozialen Währung.

Dabei sollte eines klar sein: Das Ergebnis nächtelanger Beratungen verrät bei Tageslicht betrachtet oft genug, dass sich diejenigen mit dem besseren Durchhaltevermögen durchgesetzt haben und nicht unbedingt diejenigen mit den besseren Argumenten. Es gibt eine Studie, die bestätigt, dass bei Schlafmangel die emotionale Verarbeitung von Reizen im Gehirn zunimmt, während die rationale Kontrolle ein Stück weit außer Kraft gesetzt wird (Yoo u. a. 2007). Dass man manches Mal den Eindruck hat, eine bestimmte Entscheidung hätte genauso gut am Stammtisch fallen können, kommt also nicht von ungefähr. Wenn man übermüdet ist, steigt die Risikobereitschaft, Überzeugungen und Grundsätze werden schneller einmal über Bord geworfen.

Zu wenig Schlaf ruft unsere Amygdala verstärkt auf den Plan. Sie ist das Kontrollzentrum für Gefühle und Angst in unserem Gehirn. Daher reagieren wir bei Schlafmangel insgesamt stärker emotional – egal ob es sich um negative, positive oder neutrale Informationen handelt. Dass bei Schlafmangel unsere Neutralität leidet, konnte an der Universität von Tel Aviv im Rahmen eines Versuchs nachgewiesen werden. Dabei ließ sich übereinstimmend sowohl an den Reaktionen als auch am jeweiligen EEG ablesen, wer von den Probandinnen und Probanden ausgeschlafen war und wer nicht (Simon u. a. 2015).

Wer zu wenig oder schlecht geschlafen hat, tut also gut daran, Reaktionen in solchen Situationen ein wenig genauer zu hinterfragen. Ist der Kollege gerade wirklich so unfreundlich, die Kassiererin wirklich so langsam, der Kunde gerade wirklich so unverschämt – oder ist man nur selbst unausgeschlafen und dünnhäutig?

Wir alle waren schon mal unausgeschlafen, das Phänomen ist nicht auf Vielfliegerinnen, frischgebackene Eltern, Ärztinnen im Bereitschaftsdienst oder Piloten auf Langstreckenflügen beschränkt. Wahrscheinlich kennen Sie dieses seltsame, schummrige Gefühl, das man dabei hat, und wie wenig man sich konzentrieren kann: Schlafmangel beeinträchtigt unsere kognitiven Leistungen in ähnlicher Weise wie Alkoholkonsum. Es gibt sogar einen wissenschaftlichen Nachweis dafür, warum das so ist: Die Effekte sind einem gemeinsamen biochemischen Mechanismus geschuldet (Elmenhorst u. a. 2018). In beiden Fällen kommt ein Botenstoff namens Adenosin zum Einsatz, der im Gehirn den Schalter von «wach» auf «müde» umlegt. Und sowohl bei Schlafentzug als auch bei Alkoholkonsum passiert das bei dem einen früher, bei der anderen später – es hängt schlicht und ergreifend von der persönlichen Veranlagung ab und ist genetisch festgelegt.

Irgendwann gelangen wir alle an den Punkt, an dem wir schlafen müssen, wenn wir nicht im wahrsten Sinne des Wortes den Verstand verlieren wollen. Viele Menschen, die unter der Woche einen vollen Terminkalender abarbeiten, gönnen sich am Wochenende mehr Schlaf. Das mag vielen ein Bedürfnis sein, es ist aber auch verbunden mit der Hoffnung, die Risiken des dauerhaften Schlafmangels auszugleichen. Die gute Nachricht: Das ist prinzipiell möglich! Grundlage für diese Erkenntnis ist eine Studie, für die ein Team um Torbjörn Åkerstedt vom Stockholmer Karolinska-Institut 13 Jahre lang die Schlafgewohnheiten von knapp 44 000 Personen erfasst und ausgewertet hat (Åkerstedt u. a. 2019).

Ein kleiner Dämpfer vorweg: Die Befragten, die von Montag bis Freitag fünf und weniger Stunden pro Tag schliefen, starben im Untersuchungszeitraum häufiger, bevor sie ihre statistische Lebenserwartung erreicht hatten.

Das war nach dem aktuellen Stand der Wissenschaft allerdings auch zu erwarten gewesen. Es gab jedoch auch einen Personenkreis, auf den das nicht zutraf: all diejenigen, die am Wochenende deutlich länger schliefen. Es deutet also einiges darauf hin, dass man Schlaf am Wochenende zumindest teilweise nachholen kann.

Übertreiben sollte man es mit dem Schlafen übrigens auch nicht. Das hat ein Team um Dr. Conor Wild von der Western University in Ontario, Kanada, in einer Online-Studie herausgefunden. An eine eingehende Befragung schlossen sich 12 kognitive Leistungstests an, die eindrucksvoll dokumentieren, dass nicht nur zu wenig, sondern auch zu viel Schlaf sich negativ auf unsere Wahrnehmung und unser Denken auswirken (Wild u. a. 2018).

Außerdem zeigen Studien, dass Personen, die zu viel schlafen – oder zu wenig –, häufiger krank werden. Bei Rückenschmerzen und Depressionen lässt sich das vielleicht noch nachvollziehen, doch auch bei Diabetes Typ 2 und Herzerkrankungen lässt sich ein Zusammenhang nachweisen (Ayas u. a. 2003; Kim u. a. 2018). Es gibt sogar einen Hinweis darauf, dass Personen unter 65 Jahren, die länger als neun

Stunden pro Nacht schlafen, häufiger vor der durchschnittlichen Lebenserwartung sterben (Åkerstedt u. a. 2019). Wobei sich die Frage stellt, was zuerst da war: das Huhn oder das Ei – das lange Schlafen oder die Krankheit?

Zusammenfassend lässt sich festhalten: Wir können mit unserem Verhalten einen gewissen Einfluss auf unseren Schlaf nehmen. Was im Übrigen auch für unsere Ernährung gilt. Das lässt sich beides exemplarisch an Yoga-Meistern beobachten: Manche Yogis schlafen nur zwei, drei Stunden die Nacht – was sie sich nur «leisten» können, weil sie sämtliche anderen Bereiche ihres Lebens optimiert haben. Allein die Meditation und Tiefenentspannung, beides essenzielle Bestandteile des Yoga, verschaffen ihnen Regenerationszeiten, um die sich wiederum ihr Schlafbedürfnis reduziert. Und die ayurvedische Ernährung – vegetarisch oder vegan und fettarm – trägt ihr Übriges dazu bei (Sadhguru 2016).

Dass unser Schlafbedürfnis auch von unsrer Ernährung abhängt, hat ein Team rund um Sonia Lippke an der Jacobs University Bremen herausgefunden (Tan u. a. 2018). Die zentrale Frage lautete: Wie wichtig sind Schlaf und Ernährung dafür, dass wir uns tagsüber fit und wohlfühlen? Im Rahmen der Studie wurden 126 Erwachsene befragt, die alle älter als 50 Jahre waren. Die Auswertung der Antworten förderte unter anderem einen Zusammenhang zutage, der so noch nicht belegt war: Wer sich fettarm ernährt, schläft besser und ist tagsüber energiegeladener. Vor allem wirkt das Zusammenspiel dieser beiden Faktoren sogar stärker als die Schlafdauer.

Dass die fette Weihnachtsgans uns müde macht, wussten wir ja schon. Dass eine fettarme Ernährung über das Jahr gesehen unser Schlafbedürfnis reduziert, ist also mehr als naheliegend. Versuchen Sie es doch mal! Schaden kann es jedenfalls nicht – schon allein wegen der vielen weiteren Gesundheitsvorteile, die es mit sich bringt, wenn man vor allem mit tierischen Fetten ein wenig sparsamer umgeht (siehe Faktor 3: Ernährung, S. 104 ff).

Besteht die Lösung also darin, zu leben wie ein Yogi? Das ist im Normalfall selbstverständlich nicht leistbar, selbst

wenn man es denn wollte. Wer aber Schlafprobleme hat, kann trotzdem von dieser uralten philosophischen Lehre aus Indien profitieren, die auf der Einheit von Körper und Geist fußt. Der bekannte Yogi Sadhguru ist der Überzeugung, dass wir alle mit deutlich weniger Schlaf auskommen könnten, wenn wir uns an ein paar einfach Regeln hielten. Kurz zusammengefasst: gesünder und weniger essen, Geist und Körper durch Yoga und Meditation in Schuss halten sowie Zeitpunkt und Position der Nachtruhe optimieren, um insgesamt die Schlafqualität zu verbessern (Sadhguru 2016).

Es ist tatsächlich wissenschaftlich nachgewiesen, dass man mit Yogaübungen einer ganzen Reihe von Erkrankungen entgegenwirken kann, darunter auch Schlafstörungen (Khalsa 2004). Dafür ist in erster Linie die Entspannungsreaktion des Körpers verantwortlich. Das leuchtet ein, denn nur wer entspannt ist, findet in einen erholsamen Schlaf. Sollte Ihr Interesse geweckt sein, können Sie sich bei Ihrer Krankenkasse nach Kursen erkundigen. Viele Kassen erstatten die Kosten für bestimmte Yoga-Kurse zur Vorbeugung oder auch Behandlung verschiedener Erkrankungen.

Was essen wir, wie viel bewegen wir uns, welche mentale Einstellung haben wir? Das alles bestimmt, wie viel Schlaf wir brauchen. Die Überzeugung, gut bzw. schlecht geschlafen zu haben, übt tatsächlich einen enormen Einfluss aus, und zwar nicht nur auf unser allgemeines Wohlbefinden, sondern auch auf unsere kognitive Leistungsfähigkeit. In einer

Studie mit 164 Freiwilligen konnten Christina Draganich und Kristi Erdal vom Colorado College nachweisen, dass es so etwas wie einen «Placebo-Schlaf» gibt (Draganich und Erdal 2014).

Die beiden Wissenschaftlerinnen gaben den Teilnehmerinnen und Teilnehmern ihrer Studie zunächst zwei Informationen mit auf den Weg: 1. Schlafmangel – vor allem zu wenig sogenannter REM-Schlaf – wirkt sich negativ auf die Konzentration und die Merkfähigkeit aus. 2. Eine erholsame Nachtruhe steigert beides, bewirkt also das genaue Gegenteil. Nachdem die Freiwilligen dann einzeln befragt worden waren, wie sie die Nacht zuvor geschlafen hatten, wurden sie aufwendig verkabelt. Dies geschah angeblich, um die Gehirnströme und damit auch nachträglich die REM-Phasen der letzten Nacht zu messen. Anschließend wurden die Probandinnen und Probanden dann allerdings mit bereits vorher zugelosten Messergebnissen konfrontiert. Und zwar völlig unabhängig davon, ob sie zu den vorher gemachten persönlichen Einschätzungen der Schlafqualität passten oder nicht. Die behauptete Messung fand nämlich gar nicht statt und hatte nur den Zweck, den Teilnehmerinnen und Teilnehmer das Gefühl dafür zu nehmen, wie gut sie geschlafen hatten.

Ganz schön viel Vorbereitung für das eigentliche Experiment: Mit diesen Vorgaben im Kopf – in der Psychologie *Priming* genannt – sollten die Versuchspersonen Gedächtnis- und Konzentrationsaufgaben lösen. Die Ergebnisse sind erstaunlich und untermauern deutlich, wie stark wir von Glaubenssätzen und Vorstellungen beeinflusst sind – selbst auf einer häufig immer noch vom Kopf losgelöst geglaubten körperlichen Ebene. Denn diejenigen, die glaubten, gut geschlafen zu haben, schnitten durchweg erheblich besser ab als diejenigen, die davon ausgingen, schlecht geschlafen zu haben. Und zwar völlig unabhängig von der tatsächlichen Schlafqualität.

Der Glaube kann eben nicht nur Berge versetzen, sondern sogar beim Rechnen helfen. Diesen Effekt kann man hin und wieder nutzen, wenn die Nacht aus welchen Gründen auch immer zu kurz geraten ist. Auf lange Sicht empfiehlt sich das jedoch nicht. Denn bei allem nachgewiesenen Placebo-Schlaf bleibt es dabei: Wer sich nicht regelmäßig ausreichend viel Schlaf gönnt, betreibt einen schleichenden Raubbau an seinem Körper.

Exkurs: Schlaf und das Immunsystem

Wer über längere Zeiträume zu wenig schläft, gerät in einen Kampf-oder-Flucht-Modus. In Gefahrensituationen ermöglicht uns dies, innerhalb kürzester Zeit zu reagieren – und so im äußersten Ernstfall unser Leben retten zu können. Bei ständigem Schlafmangel gerät diese kurze Stressreaktion jedoch zu einer Dauerbelastung für Körper und Seele. Ständig unter Strom zu stehen, als ginge es Tag für Tag um Kopf und Kragen, kann ernsthafte Folgen mit sich bringen.

In der Medizin spricht man in solchen Fällen vom «Allgemeinen Anpassungssyndrom». Nach dem anfänglichen Alarmzustand versucht der Körper zunächst noch, den Normalzustand wiederherzustellen. Dies hat auch erst einmal eine kurzzeitig erhöhte Widerstandsfähigkeit zur Folge. Allerdings mündet sie in einem Erschöpfungsstadium, wenn das Stresslevel nicht wieder sinkt. Die logische Konsequenz: Wir können uns nicht mehr konzentrieren, nehmen zu, werden anfällig für alle möglichen Krankheiten, darunter Magen-

Darm-Entzündungen, Herz-Kreislauf-Erkrankungen und Depressionen.

Selbst wenn uns unser Schlafbedürfnis oft banal vorkommt, wirken sich die Folgen von Schlafmangel eben nicht nur auf unsere Laune und unsere Augenringe aus. Sie lassen sich sogar auf molekularer Ebene nachweisen. So hat ein Team um Dr. Luciana Besedovsky vom Tübinger Institut für Medizinische Psychologie und Verhaltensneurobiologie zeigen können, dass die T-Zellen unseres Immunsystems darauf angewiesen sind, dass wir ausreichend schlafen (Dimitrov u. a. 2019). Bei Schlafmangel sind sowohl die Produktion als auch die Arbeitsweise von Killerzellen und Botenstoffen gestört, die unser Immunsystem stärken. Ein Sachverhalt, der sogar mit einem erhöhten Krebsrisiko in Verbindung gebracht wird (Lotzová 2018).

Mittagsschlaf und *Powernap* als Wachmacher

Was aber, wenn die Nächte aus welchen Gründen auch immer notorisch zu kurz sind? Viele Menschen warten dann bis zum Wochenende, um sich endlich wieder auszuschlafen. Man kann es aber mindestens genauso gut mit der guten alten Siesta versuchen. Kindern, Kranken und älteren Menschen gestehen wir den Mittagsschlaf selbstverständlich zu, unter Erwachsenen im berufstätigen Alter ist er aber verpönt. Wer am Arbeitsplatz ein Nickerchen macht, gilt als faul und unproduktiv. Dabei steigen nach einem kurzen Schläfchen die Leistungsfähigkeit und Kreativität signifikant an. Was klingt wie eine Binsenweisheit, ist wissenschaftlich bestätigt (Lau, Tucker und Fishbein 2010) und wird teilweise auch schon in der Arbeitswelt angewendet. Und zwar nicht nur von hippen Internetfirmen wie Google, die ihren Mitarbeiterinnen und

Mitarbeitern extra Räume zur Verfügung stellen, in denen sie ausruhen können, wenn die Müdigkeit sie überfällt. Bei der altehrwürdigen Lufthansa machen die Pilotinnen und Piloten sogar Nickerchen nach Vorschrift. *Naps* wie man im Englischen sagt, sind dort ausdrücklich erwünscht. Weil Menschen im müden Zustand nun einmal zu Fehlern neigen und man dem vorbeugen möchte.

Was in den Büros dieser Welt schiefläuft, lässt sich natürlich nicht ausschließlich auf Schlafmangel zurückführen. Außerdem ist die Umsetzung einer groß angelegten *Napping*-Kultur aufwendig und teuer. Trotzdem setzt ganz allmählich eine Branche nach der anderen auf das erholsame Krafttanken durch *Powernapping*. Ob tatsächlich ein Umdenken einsetzt, das zu einer breiten Akzeptanz führt wie etwa in Japan oder den USA, wird sich zeigen müssen. Es braucht dafür nämlich nicht nur Unternehmen, die das Wagnis eingehen, sondern auch Mitarbeiterinnen und Mitarbeiter, die die entsprechenden Angebote annehmen. Bislang hat der Mittagsschlaf in Deutschland jedenfalls noch arg mit seinem schlechten Image zu kämpfen und setzt sich eher mühsam durch. Dabei könnte er für alle Seiten so gewinnbringend sein!

Es ist in der Schlafforschung unumstritten, dass der Mittagsschlaf «zu unserem biologischen Programm» gehört, wie der in Expertenkreisen auch als «Schlafpapst» bekannte Jürgen Zulley schreibt (Zulley o. J.). Länger als eine halbe Stunde sollte man tagsüber allerdings nicht schlafen. Denn ab diesem Zeitpunkt gerät man in den Tiefschlaf, und dann nach dem Aufwachen wieder auf Touren zu kommen, kann extrem schwerfallen. Jürgen Zulley empfiehlt dafür den folgenden kleinen Trick: Wer direkt vor seinem *Nap* einen Kaffee trinkt, profitiert von der Wirkung des Koffeins – die tritt nämlich erst nach 30 Minuten ein. Dank des natürlichen Wachmachers kommt man viel leichter wieder in Fahrt. Und mit ein bisschen Übung braucht man nicht mal mehr einen Wecker, um aufzuwachen.

Ach ja, die «Profis» unter den *Powernappern* brauchen sogar nur 10 Minuten, dann sind sie wieder fit und bereit für neue Herausforderungen. Mit ein wenig Übung können Sie das bestimmt auch!

Wie man sich bettet, so ruht man

Ausgeklügelte Schlafrhythmen sind also weder notwendig noch ratsam, um den Tag über fit und ausgeschlafen zu sein. Es gibt allerdings ein paar ganz einfache Tipps und Tricks, mit denen die Nachtruhe möglichst erholsam gerät:

Jungbrunnentipps für einen gesunden Schlaf

Tipp 1: Investieren Sie in die richtige Matratze!

Das Bettgestell und die Bettwäsche sieht man zwar, aber was für die Schlafqualität wirklich zählt, verschwindet unter dem Laken: Dabei ist die Matratze – in Verbindung mit dem Lattenrost – das, worauf unser Körper die ganze Nacht liegt und im besten Fall auch ruht.

Entsprechend sollte die Matratze mit Bedacht ausgewählt und hochwertig sein. Damit ist überhaupt nicht das teuerste Luxusmodell gemeint. Wichtig ist vielmehr, dass die Matratze zu Ihnen passt: weich oder hart, Latex oder Rosshaar – worauf Sie gut liegen, hängt von Ihrer Größe, Ihrem Gewicht und nicht zuletzt von Ihren persönlichen Vorlieben ab. Lassen Sie sich im Fachgeschäft beraten und liegen Sie Probe.

Man könnte sagen: Wie man sich bettet, so schläft man.

Und noch ein Gedanke: Sollten Ihre Partnerin oder Ihr Partner wesentlich kleiner und leichter oder größer und schwerer sein als Sie selbst, könnten zwei einzelne Matratzen statt einer durchgehenden Ihren Schlaf deutlich erholsamer machen.

Tipp 2: Sorgen Sie für die richtige Temperatur!
Auch wenn Sie es in Ihren Wohnräumen gern mollig-warm und kuschelig haben: Ihr Schlafzimmer sollte eher kühl sein. Empfohlen wird eine Temperatur knapp unter 20 °C, wobei die perfekte Schlaftemperatur vom persönlichen Empfinden abhängig ist. Einfach gesagt: Sie sollten weder frieren noch schwitzen.
Probieren Sie aus, bei welcher Temperatur Sie am besten schlafen. Wobei Sie das Schlafzimmer weder zur Kühlkammer noch zum Backofen machen sollten. Wird es Ihnen bei den empfohlenen 20 °C nachts zu heiß oder zu kalt, dann testen Sie doch erst einmal, wie Sie unter einer leichteren bzw. wärmeren Bettdecke schlafen.

Tipp 3: Lüften Sie vor dem Schlafengehen gründlich durch!
Die Temperatur im Schlafzimmer hängt eng zusammen mit der Luftqualität. Aber auch wenn viele das Bedürfnis haben, bei offenem Fenster zu schlafen: Das empfiehlt sich nur, wenn man sich dadurch keine Stör-faktoren «hereinlüftet», die einen unter Umständen wecken, so wie Lärm und starke Gerüche. In solchen Fällen ist es besser, vor dem Schlafengehen einmal

gründlich durchzulüften und dann bei geschlossenem Fenster zu schlafen. Keine Sorge, die frische Luft in einem 15 qm großen Raum reicht die liebe lange Nacht, auch für zwei Personen.

Wer auf Pollen allergisch reagiert, tut ebenfalls gut daran, bei geschlossenem Fenster zu schlafen und dann durchzulüften, wenn die Pollendichte am niedrigsten ist: Auf dem Land ist das am Abend, in der Stadt am frühen Morgen. Gegebenenfalls können zusätzlich Pollenschutzgitter dabei helfen, die Allergene auszusperren.

Tipp 4: Sorgen Sie für Stille!
Spätestens wenn wir unsere Augen schließen, gehen unsere Sinnesorgane eins nach dem anderen in den Stand-by-Modus. Je weniger Reize von außen wir verarbeiten müssen, desto erholsamer der Schlaf. Daher sollte der Raum, in dem wir schlafen, möglichst ruhig sein. Wir nehmen Geräusche nämlich auch dann wahr, wenn wir sie scheinbar nicht hören. Dabei beschäftigen sie unser Gehirn und zweigen Energie ab, die für die im Schlaf ablaufenden Regenerationsprozesse dann fehlt.

Tipp 5: Dunkeln Sie Ihr Schlafzimmer ab!
Dass wir einschlafen – und wieder aufwachen –, ist ein hormongesteuerter Prozess, an dem eine Reihe von Hormonen beteiligt ist, u. a. das sogenannte Schlafhormon Melatonin. Es steuert unseren Tag-Nacht-Rhythmus – und zwar in Abhängigkeit der Lichtverhältnisse. Je dunkler es im Laufe des Abends wird, desto mehr wird davon ausgeschüttet – mit Anbruch des Morgengrauens wird die Produktion dann wieder gedrosselt.

Gerade in Städten wird es aber nachts gar nicht mehr richtig dunkel, weil eine Vielzahl künstlicher Lichtquellen den Nachthimmel erhellt, darunter Straßenlaternen, Ampeln, Leuchtreklamen, Autoscheinwerfer etc. Gegen diese sogenannte Lichtverschmutzung helfen Rollläden, Rollos oder Vorhänge, die es zumindest in den eigenen vier Wänden Nacht werden lassen.

Tipp 6: Verbannen Sie elektronische Geräte aus dem Schlafzimmer!
Unser Nervensystem reagiert neben den üblichen Lichtquellen besonders empfindlich auf die blaue Wellenläge der Lichtstrahlung, die von Fernsehern, Laptops, Tablets und Mobiltelefonen ausgeht. Solche elektronischen Geräte sollten am besten komplett aus dem Schlafzimmer verbannt werden. Man schlägt damit gleich mehrere Fliegen mit einer Klappe: 1. Es gibt keine Lichtquelle, die dem Körper signalisiert, dass es noch Tag wäre. 2. Man lässt das Gehirn zur Ruhe kommen und gibt ihm die Möglichkeit, im wahrsten Sinne des Wortes abzuschalten. Und 3. Man setzt sich nicht der fortwährenden Strahlung dieser Geräte aus, ob das nun WLAN, Mobilfunknetz oder elektromagnetische Strahlung ist.
Die Reaktionen auf diese Strahlung sind individuell, das heißt, manche reagieren darauf höchst sensibel, während andere überhaupt keine Beeinträchtigungen wahrnehmen. Davon unabhängig weisen Studien klipp und klar nach: Mit dem Handy auf dem Nachttisch nehmen die Schlafprobleme eindeutig zu (Christensen u. a. 2016). Das kann eigentlich keine Überraschung

sein. Und wollen wir ehrlich sein: So ein wenig Schlaf-
hygiene kann doch nun wirklich niemandem schaden,
oder?

*Tipp 7: Richten Sie Ihren Schlaf an Ihren individuellen
Schlafbedürfnissen aus!*
Sind Sie eine Lerche? Brauchen Sie mindestens neun
Stunden Schlaf die Nacht? Sind Sie ausgeruhter, wenn
Sie Ihre sieben Stunden Schlaf auf eine kürzere Nachtruhe und einen ausgedehnten Mittagsschlaf aufteilen?
Probieren Sie aus, welche Art zu schlafen zu Ihren
körperlichen Voraussetzungen passt.
Sollte das Ergebnis nicht zu Ihrem Alltag passen: Suchen Sie nach Möglichkeiten, den für Sie besten Schlaf
und Ihren Tagesablauf aufeinander abzustimmen. Der
Urlaub bietet sich geradezu an, um beispielsweise herauszufinden, ob das biphasische Schlafmodell etwas
für Sie ist und wie sich das eventuell auch im Alltag
realisieren ließe. Ich gehe jede Wette ein, dass der Aufwand sich auf lange Sicht auszahlt.

*Tipp 8: Gönnen Sie sich den «Luxus» eines täglichen
Mittagsschlafs oder* Powernaps!
Wem der Alltag ein biphasisches Schlafen nicht ermöglicht – also den meisten unter uns –, sollte sich we-
nigstens täglich einen kurzen *Powernap* erlauben. Wer
das übt, dem reichen 20 Minuten, um voller Elan den
zweiten Teil des Tages anzugehen.
Das kann im Übrigen auch dabei helfen, das grundsätzliche Schlafpensum ein wenig zu reduzieren. Denn wer
tagsüber schon eine kleine Regenrationsphase einlegt,
braucht nachts etwas weniger Schlaf. Das heißt: Die

kurze Zeit, die Sie für das schnelle «Aufladen im Schlaf» erübrigen müssen, holen Sie anschließend auf jeden Fall wieder auf.

Tipp 9: Bereiten Sie sich aufs Schlafen vor!
Was bei vielen Abläufen im Körper gilt, kann beim Schlafen gar nicht überbewertet werden: Routine! Gewöhnen Sie sich regelmäßige Bettgehzeiten an, damit Ihr Körper weiß, wann seine Auszeit beginnt, und er sich darauf einrichten kann.
Einschlafrituale helfen nicht nur unserem Körper, sondern auch uns selbst, zur Ruhe zu kommen. Ob eine kurze Runde um den Block, ein paar entspannende Yoga-Übungen am offenen Fenster oder einige Seiten in einem schönen Buch – das ist ganz Ihnen überlassen. Achten Sie nur darauf, dass Sie Ihrem Körper nicht ungewollt ein Start- statt ein Stoppzeichen geben. Vor dem Einschlafen noch Fernsehen zu gucken, am Laptop zu arbeiten oder am Mobiltelefon zu spielen, erschwert uns das Einschlafen, weil die Lichtreize unser Gehirn aktivieren.
Schwere Mahlzeiten, Koffein und Nikotin sowie körperliche Anstrengung müssen vom Körper verarbeitet werden. Daher wirken sie sich kurz vor dem Zubettgehen ebenfalls allesamt kontraproduktiv aus.
Insgesamt helfen eine gesunde und vor allem an tierischen Fetten arme Ernährung, ausreichend Bewegung und regelmäßiges, bewusstes Entspannen nicht nur beim Einschlafen, sondern erhöhen auch die Schlafqualität deutlich.

Ausgerechnet beim Schlaf auf Regeln zu achten, mag im ersten Moment einen gewissen Widerwillen auslösen. Schließlich soll er der Erholung dienen. Aber es lohnt sich, denn wer gut und erholsam schläft, ist nicht nur ausgeschlafen und geistig sowie körperlich leistungsfähiger, sondern beugt auch etlichen Gesundheitsrisiken vor.

Fazit: Schlaf als Jungbrunnenquelle

Gesunder Schlaf richtet sich nach den individuellen Bedürfnissen – die sich zwar in genetisch festgelegten Grenzen bewegen, aber durchaus auf äußere Einflüsse ansprechen.

Respektiert man Parameter wie Chronotyp, fettarme Ernährung, Stressreduktion etc., kann man aktiv zu einer besseren Schlafqualität beitragen. Und wer ausgeschlafen ist, ist auch gesünder, fitter und jünger.

FAKTOR 5: ATMUNG – VON DER LUFT ZUM LEBEN

Einfach mal tief durchatmen, wenn es hoch hergeht. Schmerzen und Stress wegatmen. Aufatmen, wenn die Anspannung nachlässt. Was sich in etlichen Redewendungen widerspiegelt, beschreibt einen für uns lebenswichtigen Vorgang: Auf vieles können wir zumindest vorübergehend verzichten, aber nichts brauchen wir so dringend wie die Luft zum Atmen.

Mehr als 20 000 Atemzüge pro Tag versorgen uns mit Sauerstoff und entsorgen Kohlendioxid aus unserem Körper. Und trotzdem läuft dieser Prozess meist vollautomatisch nebenbei ab, ohne dass wir das groß zur Kenntnis nähmen. Wie unser Herzschlag, unsere Verdauung und unser Stoffwechsel gehört unsere Atmung zu den sogenannten Vitalfunktionen, die auch ohne unser aktives Zutun rund um die Uhr funktionieren. Gesteuert werden diese lebenswichtigen Vorgänge vom vegetativen Nervensystem, das autonom arbeitet, also unabhängig von unserem Willen.

Wollen wir Einfluss darauf nehmen, geht das höchstens über Umwege – außer beim Luftholen. Denn im Gegensatz zum Gasaustausch, der permanent in jeder einzelnen Zelle unseres Körpers stattfindet, können wir das Ein- und Ausatmen sehr wohl steuern. Mit etwas Übung lassen sich die natürlichen Grenzen, die unser Körper uns dabei setzt, sogar verschieben, wie etwa das Apnoetauchen (das Tauchen ohne Geräte) eindrucksvoll demonstriert.

Unsere Atmung ist aber auch für unser seelisches Gleichgewicht von großer Bedeutung. Wie wir atmen, verrät viel darüber, wie wir uns fühlen. Sorgen schnüren uns die Luft ab, Angst lässt uns schnell und flach atmen, bei großer Anstrengung fangen wir an zu keuchen, und löst sich die Anspannung, stoßen wir einen Seufzer der Erleichterung aus. Nicht umsonst gehört die Atmung in Form bewusster Übungen und Techniken bei vielen Meditationsformen zum Grundrepertoire.

Bei genauerer Betrachtung drängt es sich geradezu auf, was für ein wirkungsvolles Instrument wir mit unserer Atmung zur Hand haben. Richtig eingesetzt, verhilft es uns nicht nur zu mehr Wohlbefinden, sondern damit einhergehend auch zu einer besseren Gesundheit (Šatalova 2002). Die Atemfrequenz – also, wie oft wir pro Minute im Ruhezustand atmen – ist stark abhängig vom Lebensalter und vom Trainingszustand: Säuglinge atmen z. B. noch 35- bis 40-mal pro Minute, Erwachsene 12- bis 18-mal. Eine niedrigere Atemfrequenz lässt sich häufig bei Menschen finden, die viel Sport treiben oder Yoga praktizieren. Eine permanent hohe Atemfrequenz kann indes ein Hinweis auf eine Krankheit sein.

Gesundes Atmen – was beim Luftholen passiert

Ist es nicht schier unglaublich, dass jeder erwachsene Mensch Tag für Tag rund 10 000 Liter Luft «veratmet»? Rechnen Sie es gern einmal nach: Wir nehmen, wie gesagt, zwischen 12 und 18 Atemzüge in der Minute und atmen dabei ungefähr einen halben Liter Luft ein. In der Lunge findet dann der sogenannte Gasaustausch statt: Die Lungenbläschen nehmen den Sauerstoff aus der Atemluft (O_2) auf und geben gleichzeitig Kohlendioxid (CO_2) ab, das beim Ausatmen den Körper endgültig verlässt.

Unser Körper ist für seine Energiegewinnung auf die Versorgung mit Sauerstoff angewiesen. Als Quelle hierfür dient ihm die Luft, die uns immer und überall umgibt. Sie besteht zu rund 20 Prozent aus Sauerstoff, den Rest machen im Wesentlichen Stickstoff (knapp 80 Prozent) sowie geringe Mengen an Edelgasen und Kohlendioxid aus. Ohne eine Sauerstoffzufuhr von außen ist keine einzige unserer Körperzellen in der Lage, zu funktionieren und richtig zu arbeiten. Denn auch wenn die ablaufenden biochemischen Vorgänge sich von Zelltyp zu Zelltyp unterscheiden, ist ihnen eins gemeinsam: Sauerstoff wird verbraucht, während sozusagen im Gegenzug Kohlendioxid als eines der sogenannten Stoffwechselabfallprodukte entsteht.

Eine Unterversorgung mit Sauerstoff zieht daher innerhalb kürzester Zeit dramatische Folgen für unseren Körper nach sich. Schon nach wenigen Minuten erleidet unser Gehirn irreparable Schädigungen. Und nur zehn Minuten ohne Sauerstoffzufuhr führen zum Hirntod.

Kein Wunder also, dass unser Gehirn permanent überprüft, wie es um die Versorgungslage bestellt ist. Hierfür zuständig ist das Atemzentrum, das sofort registriert, wenn der Sauerstoffgehalt im Blut zu niedrig und der Kohlendioxidgehalt zu hoch wird. Sobald das geschieht, kommt umgehend eine Gegenreaktion in Gang: Wir atmen schneller und nehmen dadurch nicht nur mehr Sauerstoff auf, sondern stoßen auch das überschüssige Kohlendioxid aus.

Dieses Prinzip gilt immer, wenn unser Körper auf Touren kommt: Ob wir auf den letzten Drücker zum Bus rennen, die Badewanne schrubben oder den schweren Wocheneinkauf die Treppen hochschleppen – die Atemfrequenz erhöht sich, um den Körper mit zusätzlichem Sauerstoff zu versorgen. Sitzen wir dann noch ganz außer Atem auf unserem Sitzplatz, liegen in der Badewanne oder räumen die Tüten aus, gelangen wir allmählich in den Ruhezustand, in dem unser Körper mit einer «normalen» Menge an Sauerstoff auskommt. Unsere Atmung verlangsamt sich daraufhin ganz von selbst, bis sie wieder ruhig ist.

Es ist aber nicht immer die Folge einer erhöhten körperlichen Aktivität, wenn wir schneller ein- und ausatmen: Sehen wir uns andauernd mit zu vielen oder kaum lösbaren Aufgaben konfrontiert, geraten wir früher oder später unter Zeitdruck und werden hektisch. Kein Wunder, wenn wir irgendwann das Gefühl haben, dem Zeitplan nur noch hinterherzuhecheln. Im schlimmsten Fall kommt der Zeitpunkt, an dem uns einfach «die Luft ausgeht».

Denn unser Körper reagiert – wie bereits gesagt – auf psychischen Druck, indem das Nervensystem in den Stressmodus schaltet. Was als Turbo für den Fall gedacht ist, wenn Gefahr droht und zusätzliche Reserven mobilisiert werden müssen, geht als Dauerzustand an die Substanz. Und das lässt sich auch an unserer Atmung beobachten, wenn es auch nicht ganz so offensichtlich ist wie bei anderen körperlichen Reaktionen.

Es gibt viele solcher Anzeichen, an denen wir erkennen

können, dass wir im Stress sind – auch wenn uns das erst einmal vielleicht gar nicht bewusst ist. Eins davon ist eine beschleunigte Atmung, die auch noch flacher ist als im Normalfall. Und das kann sich zu einem Problem auswachsen: Denn wir entnehmen der Atemluft dadurch weniger Sauerstoff, während wir gleichzeitig das Kohlenstoffdioxid nicht mehr vollständig ausatmen. Wer tief durchatmet, entlastet dadurch seine Entgiftungsorgane, darunter die Haut, die Harnwege und den Darm.

Dass es nicht gut für uns sein kann, wenn dieses Abfallprodukt unseres Stoffwechsels nicht restlos entsorgt wird, ist eigentlich selbstverständlich. Und so gibt es auch etliche wissenschaftliche Studien, die einen Zusammenhang zwischen einer permanent erhöhten Kohlendioxidkonzentration im Körper und Bluthochdruck, Herz-Kreislauf-Erkrankungen, Rückenschmerzen, Konzentrations- und Schlafstörungen, Panikattacken und Depressionen herstellen (Hick und Hick 2002).

Lunge und Atemwege – Anfang und Ende der Sauerstoffversorgung

Wir atmen, um unseren Körper mit Sauerstoff zu versorgen und Kohlenstoff zu entsorgen. Daran beteiligt sind zum einen die Atemwege, über die unsere Atemluft in die Lunge und wieder hinausgelangt, und zum anderen die Lunge, die dem Gasaustausch dient.

Die Luft, die wir einatmen, passiert auf ihrem Weg in die Lunge eine ganze Reihe von Organen: Über Nase und Mund nehmen wir sie auf, vorbei an Rachen und Kehlkopf gelangt sie in die Luftröhre. Weil die Lunge aus zwei Lungenflügeln besteht, teilt sich die Luftröhre in zwei Hauptbronchien, die je einen Lungenflügel versorgen. Diese Luftkanäle verzweigen sich dann immer weiter wie die Äste eines Baums, bis sie an den äußersten Enden einen Durchmesser von gerade einmal einem halben Millimeter haben. Dort münden sie in Tausende winzig kleine Lungenbläschen. In diesen sogenannten Alveolen findet dann der Gasaustausch statt.

Alle unsere Organe verändern sich im Laufe unseres Lebens, und die Lunge macht da keine Ausnahme. Neben den natürlichen Alterungsprozessen sorgen auch äußere Einflüsse dafür, dass ihre Leistungsfähigkeit schrittweise abnimmt, allen voran Rauchen und Luftverschmutzung. Insgesamt lässt sich beobachten, dass mit steigendem Alter die Atemmuskulatur schwächer wird, wir nicht mehr so tief einatmen können wie früher und der Gasaustausch nicht mehr so gut funktioniert.

Da es sich hierbei um einen schleichenden Prozess handelt, macht er sich oft erst bemerkbar, wenn es zu spürbaren Einschränkungen kommt: Am ehesten fällt den Betroffenen wohl auf, dass ihnen körperliche Arbeit und schweißtreibender Sport zunehmend schwerfallen. Herz-Kreislauf-Erkrankungen fallen da zwar weitaus häufiger ins Gewicht, doch oft verstärkt sich beides wechselseitig. Das gilt vor allem, wenn die Lunge bereits vom Rauchen angegriffen ist.

Weil mit der Zeit unsere Immunabwehr nachlässt, werden Atemwege und Lunge darüber hinaus auch anfälliger für Infekte, die zudem häufiger einen schweren Verlauf nehmen. Wer das an sich beobachtet, sollte über entsprechende Impfungen nachdenken.

Wie atmet man denn nun richtig?

Einatmen. Ausatmen. Und wieder von vorn. Was soll man da groß richtig bzw. bessermachen können? Es ist Ihnen vielleicht noch nie aufgefallen, doch wie wir Luft holen, wirkt sich stärker aus, als wir im Alltag oft wahrnehmen. Und das ist nicht nur interessant zu wissen, sondern lässt sich auch mit ein wenig Übung steuern und gewinnbringend nutzen.

Im Normalfall kombinieren wir zwei verschiedene Formen des Atmens, die man von außen deutlich erkennen kann: die Brustatmung, bei der sich der Brustkorb hebt und senkt, sowie die Bauchatmung, bei der sich der Bauch vorwölbt. In beiden Fällen sorgt die Atemmuskulatur dafür, dass unsere Lunge sich überhaupt mit Atemluft füllen kann, denn sie ist kein Muskel und damit nicht in der Lage, sich selbst zu bewegen.

Bei jedem Einatmen zieht sich die Brustmuskulatur zusammen, wodurch die Rippen sich anheben und der Brustkorb sich weitet. Dabei entsteht ein Unterdruck in der Lunge, der die Atemluft förmlich ansaugt. Verstärkt wird dieser Effekt dadurch, dass sich gleichzeitig das Zwerchfell zusammenzieht und dabei die Organe im Bauchraum runterdrückt, um Platz für die Ausdehnung der Lunge zu schaffen. Beim Ausatmen löst sich die Muskelspannung dann wieder, wodurch das Lungenvolumen wieder abnimmt und die vorhandene Luft herausgepresst wird.

Auch wenn wir beim Atmen in erster Linie Luft holen, bringen die dafür notwendigen Muskelbewegungen zusätzlich Bewegung in den Bauchraum. Vor allem die Kontraktionen des Zwerchfells bei der Bauchatmung wirken gewissermaßen wie eine kontinuierliche Massage für die Organe. Und das wirkt sich auch entsprechend aus: Der Blutdruck sinkt, die Verdauung wird gefördert.

Atmen als Quelle der Lebensenergie
Wie eng unsere Atmung und unsere Gefühle miteinander zusammenhängen, drückt sich nicht nur in unserer Sprache aus. Es ist auch Gegenstand wissenschaftlicher Studien. So

hat u. a. ein belgisch-kanadisches Team um den Psychologen Pierre Philippot in zwei aufeinander bezogenen Experimenten mit Freiwilligen untersucht, welche Wechselwirkungen genau bestehen (Philippot, Chapelle und Blairy 2002).

Im Rahmen der ersten Studie wurden die Teilnehmenden gebeten, zunächst ein Gefühl – Freude, Ärger, Angst oder Trauer – heraufzubeschwören und anschließend zu beschreiben, wie sie währenddessen geatmet hatten – also wie tief, wie schnell und in welchem Rhythmus. Tatsächlich konnten die beschriebenen Atemmuster den verschiedenen Gefühlsregungen zweifelsfrei zugeordnet werden, das heißt, je nach Emotion hatten die Personen auf eine ganz bestimmte und vergleichbare Art Luft geholt.

Während der zweiten Studie erlernten die Teilnehmerinnen und Teilnehmer dann je eines dieser Atemmuster, vermeintlich um den Einfluss auf den Herzschlag und das generelle Körpergefühl zu analysieren. Die eigentliche Frage war jedoch, ob bzw. welche Wirkung die Atemmuster unabhängig von dem ursprünglich auslösenden Gefühl entfalten würden. Und tatsächlich ließ sich ein Rückkopplungseffekt nachweisen: Das ausgeführte Atemmuster veränderte die Gefühlslage der jeweiligen Person in Richtung der entsprechenden Emotion.

Es kommt also nicht von ungefähr, dass etliche Kulturkreise die Atmung seit Jahrhunderten dafür schätzen, dass sie uns – richtig eingesetzt – als Kraft- und Heilquelle dienen kann. Vor allem im asiatischen Raum ist diese Einsicht in den religiösen, spirituellen, philosophischen sowie heilkundlichen Lehren und Praktiken verankert. So finden sich sowohl im Hinduismus als auch im Buddhismus konkrete Atemübungen zur Beherrschung von Körper und Geist, im Yoga stellt die Atmung eine der tragenden Säulen dar, die Traditionelle Chinesische Medizin macht sich die Atmung ebenso zunutze wie Shaolin-Mönche, die sie, um Konzentrationsübungen erweitert, in ihre Kampfkunst einfließen lassen.

Welches Potenzial in unserer Atmung steckt, hat unsere naturwissenschaftlich ausgerichtete Medizin gerade erst begonnen zu ergründen und zu verstehen. Vieles liegt noch im Unklaren. Vielleicht, weil die ablaufenden Vorgänge und Wechselwirkungen sich der Skalen und Messeinheiten entziehen, die wir gewohnt sind anzulegen. Vielleicht aber auch, weil die idealtypische Trennung von Körper und Geist, die in unseren Köpfen fest verankert ist, es einem schwermacht, sich die Wirkungsweisen vorzustellen. Doch seitdem wissenschaftliche Studien neueren Datums die jahrhundertealten Erfahrungswerte gerade asiatischer Traditionen immer häufiger zu bestätigen scheinen (siehe z. B. Hao u. a. 2017), werden die Grenzen der modernen Medizin zunehmend durchlässiger.

Viele Elemente der in asiatischen Kulturen gebräuchlichen Atemtechniken haben ihren Weg in die westliche Medizin gefunden. Eine der bekanntesten Adaptionen entwickelte der Molekularbiologe Jon Kabat-Zinn in den 1970er Jahren: Er verband praktische Elemente aus Buddhismus, Hinduismus und Yoga mit Erkenntnissen der modernen Naturwissenschaften zu einem Programm, das bei der Stressbewältigung helfen soll. Das hauptsächliche Ziel seiner sogenannten Achtsamkeitsbasierten Stressreduktion (*Mindfulness-Based Stress Reduction, MBSR*) besteht darin, sich u. a. mit Hilfe der Atmung auf das Hier und Jetzt zu konzentrieren. Der Fokus liegt auf der Gegenwart, um das Gedankenkarussell, das sich um die Vergangenheit und die Zukunft dreht, anzuhalten bzw. daraus auszusteigen.

Mittlerweile haben sich die Achtsamkeitsbasierte Stressre-

duktion (MBSR) – sowie die darauf basierende Achtsamkeitsbasierte Kognitive Therapie (*Mindfulness-based cognitive
therapay, MBCT*) – zu einem Erfolgsmodell entwickelt. Allein
in Deutschland gibt es diverse Ausbildungsinstitute sowie
einen Berufsverband mit fast 1000 Mitgliedern. Bei Stress
und Schmerzen, bei Depressionen und Ängsten werden
MBSR und MBCT begleitend als Teil der Therapie eingesetzt.
Entsprechend beteiligen sich die Krankenkassen im Rahmen
der Gesundheitsvorsorge an den Gebühren für Kurse, in denen man MBSR erlernen kann, um sie anschließend zu Hause
regelmäßig auszuüben – was im Übrigen auch für andere
Entspannungstechniken wie Yoga, Autogenes Training und
Progressive Muskelentspannung gilt.

Generell kann man festhalten, dass spezielle Atemme-
ditationen, -techniken und -muster Kräfte freisetzen sowie
Leistungsgrenzen verschieben können, wenn wir in der Lage
sind, sie korrekt einzusetzen. Dabei geht es für uns Normal-
sterblichen gar nicht darum, uns selbst zu optimieren oder
irgendwelchen Extremen nachzueifern. Denn selbst wenn es
offensichtlich möglich ist, u.a. dank einer speziellen Atemtechnik ganz ohne gesundheitliche Nachwirkungen fast zwei
Stunden in Eiswasser zu verbringen und sonstige Rekorde
aufzustellen, wie es der Niederländer Wim Hof vormacht
(siehe auch S. 40ff): Die wenigsten werden das für sich erreichen wollen. Das ist aber auch gar nicht notwendig. Es genügt,
wenn wir unsere Atmung mit einfachen Übungen im Alltag
möglichst umfassend nutzen: um uns ausreichend mit Sauerstoff zu versorgen, Kohlendioxid komplett zu entsorgen, die
Organe im Bauchraum kontinuierlich sanft in Bewegung zu
halten und Anspannung zu reduzieren. Wenn wir dann schon
allein deswegen entspannter, gesünder und vielleicht sogar
länger leben, ist das doch schon mal ein guter Anfang, oder?

Bewusstes Atmen lenkt die Atmung nach innen

Wenn wir bewusst atmen, dabei dem Weg der ein- und aus-
strömenden Atemluft folgen, den Atemstrom bisweilen willentlich lenken, dann rücken wir automatisch unser Inneres
in den Fokus. Was wir dann machen, ist nichts anderes als
eine praktische Übung in Achtsamkeit. Lassen wir uns darauf ein, können wir dadurch nicht nur das Zusammenspiel
von Körper und Geist deutlicher wahrnehmen, sondern auch
zu einer größeren Gelassenheit und inneren Balance zurückfinden. Das wirkt sich wiederum positiv auf körperliche Prozesse aus – und lässt so die idealtypische Trennung von Körper und Seele verschwimmen.

Kurzum: Wie wir Luft holen, hat einen enormen Einfluss
auf unser Wohlbefinden und unsere Gesundheit. Richtig zu
atmen, nutzt uns gleich doppelt: Es beugt Krankheiten vor
und hilft bei bereits bestehenden gesundheitlichen Problemen. Seit der Zusammenhang zwischen Gefühlen und Atmung wissenschaftlich anerkannt ist, werden jeweils an-
gepasste Atemübungen in der Medizin bewusst und gezielt
eingesetzt. Vor allem als begleitende Maßnahme bei der
Therapie bestimmter psychischer Erkrankungen, speziell Depressionen oder Angststörungen, lassen sich damit Erfolge
erzielen. Dabei sollte man nicht so weit gehen zu glauben,
dass man durch Atmen allein das Übel an der Wurzel packen
kann. Was uns daran guttut – ob krank oder gesund –, ist
vermutlich im Wesentlichen das Innehalten, die Entschleunigung, eine damit einhergehende Rückbesinnung auf uns
selbst – und nicht zuletzt eine bessere Versorgung unserer
Körperzellen mit Sauerstoff.

Jungbrunnentipps für eine gesunde Atmung

Tipp 1: Gewöhnen Sie sich die Bauchatmung (wieder) an!
Nicht umsonst atmen Neugeborene noch automatisch mit jedem Atemzug tief in den Bauch. Überzeugen Sie sich doch bei Gelegenheit einmal davon, wenn Sie ein Baby schlafen sehen. Doch bei vielen Menschen verschiebt sich im Laufe des Lebens die Atmung vom Bauchraum in den Brustraum. Stress, eine schlechte Körperhaltung, zu enge Kleidung und ein unbewusst wirkendes Schönheitsideal sind vermutlich nicht die alleinigen Ursachen hierfür, tragen aber entscheidend dazu bei. Wer viel sitzt bzw. sitzen muss, tut gut daran, dabei auf einen aufrechten Oberkörper zu achten, damit im Bauchraum genug Platz zum Luftholen ist. Und auch wenn ein flacher Bauch als attraktiv gilt, sollten wir es ihm zugestehen, beim Arbeiten sichtbar zu sein (Segatz 2018).

Tipp 2: Atmen Sie tief durch!
Beim Atmen denken wir zuallererst ans Luftholen. Dabei handelt es sich um einen Kreislauf, bei dem nicht nur eingeatmet, sondern auch wieder ausgeatmet wird. Dass wir dabei Stoffwechselendprodukte in unsere Umgebung abgeben, ist uns oft gar nicht bewusst. Das heißt aber: Wer tief durchatmet, unterstützt seinen Körper bei seiner Entgiftungsarbeit. Denn was über die Atemluft ausgeschieden wird, müssen Haut, Harnwege und Darm nicht entsorgen.
Helfen Sie der Lunge beim Gasaustausch auf die Sprünge, indem Sie sich regelmäßig an der frischen

Luft bewegen. Das kann ein Spaziergang in halbwegs flottem Tempo sein, ein paar Runden Joggen oder eine halbe Stunde Schwimmen. Alles, was unter «leichter Ausdauersport» fällt, kurbelt die Sauerstoffversorgung an – und die Fettverbrennung im Übrigen auch.

Tipp 3: Halten Sie Ihr Atemsystem in Schuss!
Atemwege und Lunge sprechen genauso gut auf Training an wie alle anderen Organsysteme unseres Körpers. Neben Ausdauersportarten helfen spezielle Atemgymnastikübungen, bei denen u. a. die Atemmuskulatur gestärkt und gedehnt wird.

Was ohne viel Aufwand bei einem befreiten Aufatmen hilft, ist eine aufrechte Körperhaltung. Nur so kann der Brustkorb sich so weit wie möglich ausdehnen, was Lunge und Zwerchfell ausreichend Platz verschafft. Wenn man immer mal wieder überprüft, ob der Oberkörper gerade und aufgerichtet ist, profitiert davon eben nicht nur der Halteapparat, sondern auch unsere Atmung.

Eins noch: Versuchen Sie die Schadstoffbelastung möglichst gering zu halten. Der Luftverschmutzung – also den Emissionen, die Industrie, Verkehr, Landwirtschaft und private Haushalte verursachen – können Sie zwar nicht so leicht aus dem Weg gehen. Gönnen Sie Ihren Atemwegen dafür aber als Ausgleich möglichst viel frische Luft, wann immer es sich einrichten lässt.

Und, es versteht sich fast von selbst: Hören Sie mit dem Rauchen auf! Erstens wirken sich die Giftstoffe katastrophal auf Atemwege und Lunge – sowie Herz, Leber, Nieren, Nerven, Haut etc. – aus. Und zweitens setzen Sie

Ihren Körper permanent unter Stress, diese Abfallstoffe zusätzlich zu den natürlichen Stoffwechselendprodukten zu entsorgen.

Tipp 4: Betrachten Sie Ihre Atmung bewusst als eine permanente Achtsamkeitsübung!

Wie wir atmen, hat einen Einfluss darauf, wie wir uns fühlen, und zwar ohne dass uns das bewusst sein muss. Vereinfacht gesagt: Wenn wir anfangen, hektisch zu atmen, weil wir in Stress oder sogar Panik geraten, können wir dem entgegensteuern, indem wir ganz bewusst ruhig und tief Luft holen.

Versuchen Sie, Ihre Atmung schrittweise zu schulen und regelmäßige Atemübungen in Ihren Tagesablauf einzubinden, z. B. indem Sie sich morgens nach dem Aufstehen und abends vor dem Zubettgehen für eine Minute ans offene Fenster stellen und tief durchatmen. So gewöhnen wir uns zum einen ganz nebenbei die Bauchatmung wieder an. Zum anderen verschaffen uns solche Atemrituale gerade in Zeiten, in denen es hoch hergeht, einen vorübergehenden mentalen Rückzugsort, an dem wir entspannen und Kraft tanken können. Eine weitere Übung, für die Sie gerade einmal drei Minuten erübrigen müssen, stammt aus dem *MBSR* nach Jon Kabat-Zinn (siehe S. 214f.). Für den sogenannten Atemraum brauchen Sie weder einen besonderen Ort noch irgendwelche Hilfsmittel, sondern nur die Möglichkeit, sich für einen kurzen Moment ungestört zurückzuziehen. Nehmen Sie dann eine bequeme Position ein, schließen Sie die Augen und beginnen Sie mit der Übung:

In der 1. Minute richten Sie die Aufmerksamkeit nach

innen: Nehmen Sie Gedanken, Gefühle, Empfindungen bewusst wahr.

In der 2. Minute richten Sie den Fokus auf Ihre Atmung im Hier und Jetzt. Beobachten Sie, wie sich der Brustkorb weitet, hebt und senkt, ohne lenkend einzugreifen.

In der 3. Minute weiten Sie die Perspektive dann auf den gesamten Körper aus. Spüren Sie Ihrem Atem nach, wie er sich von Kopf bis Fuß ausbreitet. Gegen Ende der Übung richten Sie Ihre Wahrnehmung dann allmählich wieder auf Ihre Umgebung, bevor Sie mit dieser fokussierten Aufmerksamkeit wieder neu durchstarten können.

Sie werden sehen: Mit ein wenig Übung wird Ihnen diese Übung leichtfallen und zur lieben Gewohnheit werden. Die entschleunigende Wirkung wirkt sich nicht nur beruhigend auf die Atmung aus, sondern hilft auf lange Sicht sogar dabei, unbewusste Verhaltensmuster zu erspüren und sich bewusst von ihnen zu befreien. Nebenbei bemerkt: Es ist nicht nötig, sich den Wecker zu stellen, um alle 60 Sekunden die Phase zu wechseln. Der «Atemraum» ist als Pause zum bewussten Luftholen gedacht und nicht als durchchoreographierte «Entspannungskür». Mit der Zeit werden Sie ganz von selbst ein Gespür für die Zeit und eine innere Stoppuhr entwickeln.

Für alle, die gern zwei Fliegen mit einer Klappe schlagen, empfehle ich noch die kleine, aber feine Atemübung «4711»: Atmen Sie 4 Sekunden lang ein und 7 Sekunden lang aus, und zwar für 11 Minuten. Diese Übung bringt Sie garantiert runter und eignet sich ganz wunderbar als Einschlafhilfe.

Fazit: Atmung als Jungbrunnenquelle

Eine gesunde Atmung setzt sich aus zwei Teilen zusammen: zum einen die ununterbrochen und völlig autonom ablaufende vegetative Körperfunktion, für die das Atemsystem zuständig ist, und zum anderen das willentlich beeinflussbare Luftholen, das weitreichende Auswirkungen auf Gesundheit und Wohlbefinden hat.

Dementsprechend gibt es zwei Ebenen, auf denen man aktiv werden kann: Legt man die Grundlage für eine bestmögliche Sauerstoffversorgung, stärkt das die Gesundheit und verlangsamt den Alterungsprozess. Nutzt man darüber hinaus die Effekte einer achtsamen Atmung, wird das Luftholen zur Kur.

FAKTOR 6: ENTSPANNUNG – IN DER RUHE LIEGT DIE KRAFT

Was ist das Erste, das Ihnen bei dem Stichwort «Entspannung» einfällt? Ich würde mich nicht wundern, wenn Ihre Antwort «Stress» lautet. Wir leben in einer Gesellschaft, in der pausenlose Geschäftigkeit mit beruflichem Erfolg und gesellschaftlichem Einfluss gleichgesetzt wird. Und während wir unseren Stress wie eine Auszeichnung vor uns hertragen, entwickelt er sich immer häufiger zu krankhaften Erschöpfungszuständen. Seit Jahren steigen die Zahlen der Menschen, die von *Burnout* betroffen sind. Und perfiderweise gehört auch das inzwischen fast schon zum guten Ton. Nicht wenigen gilt diese Erkrankung fast schon als Auszeichnung: Die dauernde Überforderung und Überlastung ist zum Statussymbol geworden.

Doch allmählich wächst die Einsicht, dass es sich dabei um eine problematische Grundeinstellung handelt. Niemand kann eine übermäßige Arbeitsbelastung über einen längeren

Zeitraum verkraften, ohne dass es zu gesundheitlichen Problemen kommt. Als Gegenentwurf macht schon seit längerem der Begriff *Work-Life-Balance* die Runde. Er steht für das Bestreben, Arbeits- und Privatleben in einem gesundheitsverträglichen Gleichgewicht zu halten. Dieser Begriff hat eine subtile Ironie. Er suggeriert, dass «*Work*» kein «*Life*» ist. Das Präventionsgesetz besagt, dass Gesundheit unmittelbar in den täglichen Lebenswelten der Menschen gefördert werden soll. Und wo verbringen wir einen Großteil unserer Zeit? Am Arbeitsplatz. Deshalb ist betriebliche Gesundheitsförderung so wichtig.

Exkurs: Life-Domain-Balance als Entspannungsfaktor

Eine sinnvolle gedankliche Erweiterung der gängigen, aber zu kurz gegriffenen Idee der *Work-Life-Balance* ist die *Life-Domain-Balance*. Bei ihr geht es darum, sämtliche Domänen, also Bereiche, des Lebens in Einklang zu bringen. Dieses Konzept liefert einen wichtigen Beitrag zur individuellen Psychohygiene und Gesundheitsprophylaxe, vor allem für Menschen, die – wie die meisten von uns – gleichzeitig viele Hürden im Alltag zu nehmen haben. Das können physische oder psychische Krankheiten sein, die zu den täglichen Herausforderungen als Führungskraft, Unternehmerin oder Lehrender sowie als Elternteil oder pflegender Angehöriger schwerkranker Familienmitglieder hinzukommen. Nicht nur aus der wissenschaftlichen Forschung, sondern auch auf Basis der Erfahrung von Freunden, Bekannten und mir selbst, kann ich Ihnen garantieren, dass Sie dank der sieben Jungbrunnenfaktoren bisher ungeahnte Kräfte mobilisieren werden, um alle Aufgaben zu meistern. Bei Doppelt- oder gar Mehrfachbelastungen sollte Ihr Fokus auf der Entspannung liegen. Mein als Coach tätiger Freund Krishna Viswanathan veranschaulicht mit folgender Geschichte, wie wichtig es ist, das eigene Tun zu reflektieren: Ein Weiser sah einmal einen Mann im Wald Bäume fällen.

Unübersehbar mühte der Mann sich mit einer vom vielen Sägen stumpf gewordenen Säge ab. Der Weise fragte: «Warum schärfst du deine Säge nicht, um leichter und schneller arbeiten zu können?» Doch der Mann entgegnete, ohne aufzublicken: «Dafür habe ich keine Zeit.» Ich frage Sie: «Wann schärfen Sie Ihre Säge und bringen Ihre Werkzeuge in Ordnung?»

Apropos Werkzeuge – die Geschichte hat eine Fortsetzung. Denn der Weise traf auf einen weiteren Mann, der im Schweiße seines Angesichts mit nichts als einer Schaufel ein riesiges Loch aushob. Der Weise fragte ihn: «Warum überlegst du nicht, ob und wie du dir die Arbeit erleichtern könntest?» Doch wieder lautete die knappe Anwortet: «Keine Zeit.» Warum kam der Mann nicht auf die Idee, einen Bagger oder anderes Gerät einzusetzen, mit dem er sein Ziel mit wesentlich weniger Aufwand hätte erreichen können? Kennen wir das nicht alle? Wie oft in unserem Leben sind wir wie diese beiden Männer?

Unabhängig von der Art ihrer Erfolge verwenden die meisten sehr erfolgreichen Menschen – von Jeff Bezos und Warren Buffett über Bill Gates zu Mark Zuckerberg – viel Zeit auf Regeneration, Reflexion und das Lesen von Büchern. Das macht sie nicht nur erfolgreich, sondern senkt laut einer Studie, die mit über 3600 Personen an der Yale University durchgeführt wurde, sogar das Sterberisiko (Bavishi, Slade, Levy 2016). Dabei sind wir alle gefragt, unsere Zeit klug zu nutzen. Der erfolgreichste Großinvestor der Welt, Warren Buffett, etwa erklärt in einem Interview mit dem Microsoft-Mitbegründer Bill Gates, dass er lediglich ein bis zwei Termine pro Woche wahrnehme. Um auf dessen Einwand, das sei aber zu wenig, um erfolgreich zu sein, einfach nur lakonisch darauf hinzuweisen: «Sorry, Bill, *ich* bin der reichste Mensch der Welt.»

Die Degen-Fechterin Britta Heidemann wurde 2007 Weltmeisterin in St. Petersburg, 2008 Olympiasiegerin in Peking und 2009 Europameisterin in Plowdiw. Damit gelang ihr als erster Sportlerin in ihrer Disziplin das sogenannte Golden Triple. Am Rande einer Veranstaltung hatte ich Gelegenheit, sie nach ihrem «Erfolgsrezept» zu fragen. Sie werden staunen: Nicht mehr oder intensiveres Training sei dafür verantwortlich, sondern die Tatsache, dass sie konsequent auf Regeneration achte. Die meisten Menschen strengen sich im Leben wie Hochleistungssportler übermäßig an – und verfolgen ihre Ziele dadurch wie mit angezogener Handbremse. Dabei sind Pausen und Erholungsphasen immens wichtig, um kraftvoll und effektiv voranzukommen. Nur ein gedehnter, entspannter Muskel kann seine volle Kraft entfalten.

Michael Phelps, einer der vielseitigsten Schwimmer jemals, ist mit 28 olympischen Medaillen, davon 23 goldenen, der bisher erfolgreichste Olympionike. Erinnern Sie sich? Bei Wettkämpfen dehnte er immer seine Schultern kurz vor dem Sprung ins Wasser. Man könnte meinen, das habe die notwendige Muskelspannung reduziert. Doch auf dem Startblock war er ohnehin angespannt – und so erhöhte die kurze Entspannung die Leistungsfähigkeit seiner Muskeln. Ähnliches kann man bei Tennis-Turnieren beobachten. Die Athletinnen und Athleten müssen das ganze Match über hundertprozentig bei der Sache sein. Achten Sie einmal bei der Top Ten der Weltrangliste darauf: Sie alle machen eine winzige Pause kurz vor dem Aufschlag, in der sie komplett loslassen – um dann mit maximaler Konzentration den Aufschlag zu schlagen. Das waren jetzt bewusst eine ganze Reihe von Beispielen, weil mir dieses Thema besonders am Herzen liegt und ich mir wünsche, dass Sie es schaffen, dies für sich zu beherzigen. Wann nehmen Sie sich Zeit, nachzudenken und über Ihr Leben zu reflektieren?

Gleichzeitig erfreuen sich Entspannungstechniken und -methoden immer größerer Beliebtheit: Etliche Bücher, Fernsehsendungen, Blogeinträge und Zeitungsartikel beschäftigen sich mit der Frage, warum Entspannung wichtig ist und wie sie am besten gelingen kann. Was oft als neue Erkenntnis verpackt wird, ist im Grunde nichts anderes als eine Rückbesinnung. Denn in allen Kulturen und Religionen spielt Entspannung als essenzielle Einflussgröße für unsere körperliche und seelische Gesundheit eine zentrale Rolle. Die Anleihen und Parallelen sind unübersehbar, auch wenn sie mal mehr, mal weniger auffällig ausfallen. Und es spricht ja auch nichts dagegen, auf Altbewährtes zurückzugreifen und es nach Bedarf ein wenig zu entstauben.

Das Angebot ist so groß und vielfältig, da ist auch ganz bestimmt etwas für Sie dabei. Wenn Sie gerade innerlich den Kopf schütteln und im ersten Moment glauben, Sie bräuchten das nicht: Probieren Sie es aus! Ausnahmslos jeder Mensch profitiert davon, der täglichen Anspannung und Betriebsamkeit bewusste Ruheakzente entgegenzusetzen. Und sollten Sie bereits im Ruhestand sein: Wunderbar – dann haben Sie ja bestimmt vergleichsweise mehr Zeit dafür!

Gesund und gelassen statt ständig unter Strom

Unser Körper ist ständigen Belastungen ausgesetzt, was so lange kein Problem ist, wie er die Möglichkeit bekommt, sich entsprechend zu regenerieren. Eine der absolut notwendigen Möglichkeiten dafür ist regelmäßiger, ausreichender und erholsamer Schlaf (siehe S. 164 ff.). Doch das ist nur einer von vielen Bausteinen, die uns als Quelle für Erholung, Ausgeglichenheit und Zufriedenheit dienen. Schauen Sie sich in Ihrem Bekannten-, Freundes- und Familienkreis einmal um: Jede Wette, dass Stress ein allgegenwärtiges Phänomen ist. Ob im Beruf oder privat, unser Alltag verlangt uns einiges ab. Und Pausen, um im wahrsten Sinne des Wortes einmal ganz in Ruhe durchzuatmen, gönnen wir uns oft genug viel zu selten.

Einsatz für die Karriere, Sport für die Gesundheit, Hobbys für den Ausgleich, Aktivitäten mit Familie und Freunden, Zeit für sich selbst – das alles gilt es nach heutigem Standard unter einen Hut zu bringen. Flexibilität und Mobilität gehören heute zu den selbstverständlichen Standardanforderungen, die nicht nur andere an uns stellen, sondern auch wir selbst. Oft genug ohne zu hinterfragen, was das eigentlich für uns und unsere Gesundheit bedeutet. Denn es sind tolle Qualitäten, keine Frage, aber sie sind eben auch ganz schön kräftezehrend – was eher selten zur Sprache kommt.

Und damit nicht genug: Dank Smartphone & Co. sind wir außerdem nicht nur ständig erreichbar, sondern auch einem permanenten Nachrichtenstrom ausgesetzt, dem man sich nur schwer entziehen kann. Das ist unbestreitbar informativ und hilfreich, nimmt aber auch beträchtlich viel Aufmerksamkeit und Zeit in Anspruch – die uns wiederum nur begrenzt zur Verfügung stehen. Denn wie wir es auch drehen und wenden: Ein Tag hat nun einmal nur 24 Stunden.

Entsprechend geraten immer mehr Menschen an einen Punkt in ihrem Leben, an dem sie nicht mehr in der Lage sind, sich Leistungsdruck und Dauerbelastungen zu entziehen bzw. ihnen standzuhalten. Machen sich schließlich gesundheitliche Konsequenzen bemerkbar, lautet die Diagnose häufig «Probleme mit Bezug auf Schwierigkeiten bei der Lebensbewältigung», auch *Burnout* genannt: das Gefühl, regelrecht ausgebrannt zu sein. Nehmen Erschöpfung und Überforderung überhand, kann das ganz unterschiedliche Reaktionen auslösen: von Distanzierung und Gleichgültigkeit über Antriebsschwäche und Reizbarkeit bis hin zu Hyperaktivität – im schlimmsten Fall entwickeln sich daraus schwere Depressionen. Zu den psychischen Auswirkungen gesellen sich darüber hinaus auch körperliche Reaktionen, die man vielleicht erst mal gar nicht mit der psychischen Belastung zusammenbringt: Zu den üblichen Verdächtigen gehören Rückenschmerzen, Migräne, Schlafstörungen, Herz-Kreislauf-Beschwerden, Sodbrennen sowie ein gesteigerter Drogen- und Alkoholkonsum.

Kein Wunder, dass seit Jahren die Fehlzeiten am Arbeitsplatz sowie die Erwerbsminderungsrenten aufgrund stressbedingter psychischer Erkrankungen zunehmen, wie Daten der Deutschen Rentenversicherung (DRV) und der Krankenkassen belegen (Badura u. a. 2012; DRV 2014) – und zwar obwohl die Zahl der psychischen Erkrankungen in Deutschland in den letzten Jahrzehnten insgesamt nicht zugenommen hat (Jacobi u. a. 2016; OECD 2012; OECD und European Union 2018). Dass die verfügbaren Zahlen und Statistiken sich in erster Linie auf Berufstätige beziehen, sollte im Übrigen nicht darüber hinwegtäuschen: *Burnout* ist mitnichten die «Managerkrankheit», als die sie in der Öffentlichkeit lange wahrgenommen wurde. Führungsposition, prekäres Arbeitsverhältnis, Familie und Haushalt – Menschen fühlen sich über alle Alters- und Berufsgruppen hinweg immer häufiger von ihrem Alltag förmlich überrollt und erdrückt. Selbst Jugendliche und junge Erwachsene zeigen sich zunehmend vom Studium, der Ausbildung oder sogar der Schule heillos überfordert.

Die Gründe hierfür sind so unterschiedlich wie die jeweilige Persönlichkeit der Betroffenen. Denn während Stress und Leistungsdruck in unserer Gesellschaft fast schon allgegenwärtig sind, zeigen sich manche Menschen anfälliger dafür, dies als Belastung zu empfinden. So ist ein Hang zu Perfektionismus beispielsweise häufig mitverantwortlich dafür, dass Situationen als geradezu lähmend empfunden werden und infolge der permanenten Anspannung krank machen. Frauen mittleren Alters sind davon besonders häufig betroffen: Einerseits sind sie längst genauso gut ausgebildet wie die Männer und wollen das in berufliche Erfolge ummünzen. Andererseits sehen sie sich mit einem gesellschaftlichen Ideal konfrontiert, das sowohl von außen an sie herangetragen wird als auch in ihnen selbst seine tückische Macht entfaltet: Kinder bekommen und gleichzeitig als Mutter Familie, Haushalt und je nachdem auch noch Beruf unter einen Hut bringen – am liebsten spielerisch, gut gelaunt, sexy. Viele meistern den Spagat zwar, zahlen dafür aber einen hohen Preis. Der Begriff *Mental Load* (dt. mentale Last) beschreibt dieses Phänomen, dass ein Großteil der Familienorganisation nach wie vor mehr oder weniger selbstverständlich auf den Schultern der Mütter lastet – und viele von ihnen an ihre Belastungsgrenzen treibt, und zwar unabhängig von beruflichen Verpflichtungen, die im Zweifelsfall meist zusätzlich hinzukommen. Die Folge ist ein Leben im Dauerstress, wie es etliche namhafte Forscherinnen und Soziologen beschreiben (Allmendinger 2009; Bertram und Deuflhard 2015; Koppetsch und Speck 2015).

Woran es liegt, dass generell immer mehr Menschen zumindest phasenweise an ihre Grenzen geraten, lässt sich mit keiner Statistik zweifelsfrei klären. Die Eckpunkte sind aber klar: Einerseits hat das Grundrauschen in unserem Alltag zugenommen – was objektiv zu einer größeren Belastung führt, die subjektiv schier unerträgliche Ausmaße annehmen kann. Andererseits haben psychische Erkrankungen viel von ihrem Stigma verloren, was es Betroffenen leichtermacht, medizinisch Hilfe in Anspruch zu nehmen.

Wir wissen heute zum Glück viel über die negativen Auswirkungen von zu viel Stress – und wie wir ihnen vorbeugen können. Um die Quintessenz vorwegzunehmen: Je mehr wir tagtäglich um die Ohren haben und je schwerer der Alltag uns zu schaffen macht, desto dringender sollten wir auf genügend Pausen achten. Wir brauchen Gelegenheiten, in denen wir durchatmen und die Seele baumeln lassen können – sonst hängen wir früher oder später selbst saft- und kraftlos in den Angeln. Es kommt nicht von ungefähr, dass sich seit geraumer Zeit ein Gegentrend zur ständigen Betriebsamkeit abzeichnet, der Achtsamkeit, Entschleunigung und Minimalisums in den Mittelpunkt stellt. Und in der Tat wirkt die Reduzierung der Reize, die unablässig von außen auf uns einprasseln, wie Balsam für Körper und Seele.

Stress – als Notfallprogramm top, auf Dauer ein Flop

Stress ist ein Modewort, das aus unserem modernen Leben gar nicht mehr wegzudenken ist. Längst hat er sich zum allgegenwärtigen Indikator für Relevanz gemausert: Wie wichtig kann jemand sein, der nicht hektisch von Termin zu Termin hastet? Wie beliebt kann jemand sein, der nicht ständig verabredet ist oder im Freundeskreis, bei den Kindern und Enkeln einspringt? Wie gut kann das Arbeitsergebnis sein, wenn man dafür nicht bis an seine Leistungsgrenzen gegangen ist?

Nicht nur Zeit- und Leistungsdruck, sondern generell ein Zuviel an Reizen werden als Stress empfunden: Kälte, Hitze, Lärm, Gestank, Menschengedränge – das alles können wir nur bis zu einem gewissen Grad ertragen, bevor es in Stress ausartet; und im Alter erhöht sich die Sensibilität für solche Reize noch einmal.

Aus evolutionsbiologischer Sicht ist eine Stressreaktion absolut sinnvoll. Sie erlaubt es uns, in Notfallsituationen zu reagieren und bei Bedarf über unsere Grenzen hinauszugehen. Doch was genau versetzt uns in die Lage, innerhalb von Sekundenbruchteilen auf Angriff, Flucht oder Deeskalation zu setzen? Die Aufmerksamkeit nimmt zu, die Sinne sind geschärft, die Muskelfasern werden angespannt, Atmung und Puls beschleunigen sich, der Blutdruck steigt, Stresshormone werden ausgeschüttet, Energiereserven mobilisiert. Das liest sich wie der exakte Gegenentwurf zu einem Entspannungsprogramm, nicht wahr? Ist es auch.

Solange Stress sich auf eine einzelne Situation beschränkt, die eine echte Gefahr oder Herausforderung darstellt, bewegen sich die beschriebenen Reaktionen im normalen Rahmen. Man könnte von positivem oder auch gesundem Stress sprechen. Was als kurzes Turboprogramm von großem Nutzen ist, kann jedoch problematisch werden, wenn sich daraus ein Dauerzustand entwickelt.

Gerät das Notfallprogramm zum Normalzustand, kann

das auf lange Sicht nicht gutgehen. So ein «Leben über die eigenen Verhältnisse» führt dazu, dass der Körper in seinen Regenerationsphasen nicht mehr damit hinterherkommt, die Reserven wieder aufzufüllen und sich sämtlicher Altlasten zu entledigen. Außerdem verkehren sich die «Beschleuniger» im Dauerbetrieb zu «Bremsklötzen». Bluthochdruck, um nur ein Beispiel zu nennen, sorgt beispielsweise kurzfristig für eine bessere Sauerstoffversorgung, begünstigt auf Dauer aber die Entstehung von Herz-Kreislauf-Erkrankungen.

Um sich vor den Langzeitfolgen von Stress zu bewahren, helfen zwei Dinge: 1. Nach Möglichkeit einen Gang runterschalten und im Normalbetrieb laufen. 2. Bewusst und häufig genug für Ausgleich und Entspannung sorgen.

Wie und warum funktioniert Entspannung?

Wenn man an Entspannung denkt, hat man als Erstes die gut sicht- bzw. fühlbaren Folgen vor Augen: Der Muskeltonus lässt nach, das heißt, die Muskeln lassen locker. Die Atemfrequenz sinkt, wir atmen ruhig und regelmäßig. Der Herzrhythmus beruhigt sich, der Puls wird langsamer. Darüber hinaus reagieren aber auch noch andere Organe und Prozesse in unserem Körper: So können gezielte Entspannungsübungen etwa beim Reizmagensyndrom helfen. Denn bei dieser Art von Verdauungsproblem liegen keine organischen Ursachen vor. Noch ist zwar nicht abschließend geklärt, was genau die unangenehmen Symptome wie Krämpfe, Durchfall und Erbrechen auslöst. Eine zentrale Rolle spielt aber offensichtlich das enterische Nervensystem (ENS), ein komplexes Nervengeflecht aus über 100 Millionen Nervenzellen – das sind mehr als im Rückenmark der Wirbelsäule. Eingebettet in die Muskelwände, zieht sich das ENS von der Speiseröhre bis zum Darmausgang und schwingt dabei in unserem Magen-

Darm-Trakt das Zepter. Da dieser Teil unseres vegetativen Nervensystems weitestgehend unabhängig arbeitet, wird es auch häufig als «Bauchgehirn» bezeichnet.

Zwischen dieser vergleichsweise kleinen Kopie und seiner Vorlage in unserem Kopf herrscht ein reger «Funkkontakt», der im Wesentlichen über den Vagusnerv und mit Hilfe von Botenstoffen läuft, die u. a. von Bakterien in unserer Darmflora hergestellt werden. Und über diese Verbindung scheint unser Bauchgehirn Einfluss auf unser Verhalten nehmen zu können. So gibt es Darmmikroben, die unser Essverhalten steuern (Alcock, Maley und Aktipis 2014). Und wenn Sie mal wieder Heißhunger auf fettige Leckereien wie Chips oder Pommes frites verspüren, ist das vermutlich das Werk winzigster Mitbewohner in Ihrem Darm. Darüber hinaus gibt es wissenschaftliche Studien, die darauf hindeuten, dass wir emotionale Entscheidungen im wahrsten Sinne des Wortes aus dem Bauch heraus treffen (Maniscalco und Rinaman 2018).

In sämtlichen Fällen verläuft die Kommunikation in beide Richtungen: Angst, Nervosität, Trauer beeinflussen Magen und Verdauung – von Heißhunger über Appetitlosigkeit bis hin zu behandlungsbedürftigen Beschwerden wie Krämpfen und Entzündungen. Im Gegenzug helfen Entspannungstechniken und auch Hypnose bei vielen dieser Symptome, wenn körperliche Auslöser nicht feststellbar sind.

Die für medizinische Laien erstaunlichste Erkenntnis ist vielleicht, dass Entspannung auch auf einer physiologischen Ebene über Botenstoffe und Hormone wirkt, deren Bildung angeregt bzw. gedrosselt wird. Bei Stress werden vor allem Adrenalin, Noradrenalin und Cortisol verstärkt ausgeschüttet, was uns in eine Art Alarmzustand versetzt. Gelingt es uns jedoch, in eine echte Entspannung zu gleiten, wird eine Kettenreaktion in Gang gesetzt, bei der ein Molekül die Hauptrolle spielt, mit dem man vielleicht nicht unbedingt rechnet: Stickstoffmonoxid (NO). Dieser Botenstoff ist an der Regulation von Nerven-, Immun- sowie Herz-Kreislauf-System beteiligt und ist zusätzlich dazu in der Lage, unsere Stresshormone zu bändigen. Es ist nachgewiesen, dass Entspannungstechniken wie Hypnose, Meditation, Autogenes Training und intensives Musikhören entsprechender Musikstile eine biochemische Kettenreaktion auslösen, die letztlich die NO-Konzentration im Blut ansteigen lassen. Daraufhin weiten sich die Blutgefäße, und der Blutdruck sinkt, während sich gleichzeitig die Atemfrequenz verringert und damit der Austausch von Sauerstoff und Kohlendioxid sich verlangsamt (Esch 2008).

Dass Entspannung sich auch auf unsere Körperzellen auswirkt, hat u.a. ein Forschungsteam um Linda E. Carlson aus Kanada in einer Studie nachweisen können (Carlson u.a. 2015). Überprüft wurde der Einfluss verschiedener Entspannungsmethoden auf Burstkrebspatientinnen, deren Therapie mindestens drei Monate zurücklag und die noch immer deutliche Anzeichen einer mit dieser Erkrankung zusammenhängenden seelischen Belastung zeigten. Die Freiwilligen wurden per Zufallsprinzip drei Gruppen zugelost: Die erste Gruppe besuchte über den Zeitraum von zwei Monaten acht anderthalbstündige und eine sechsstündige Veranstaltung zur Achtsamkeitsbasierten Krebsbewältigung (*mindfulness-based cancer recovery, MBCR*). Hierbei handelt es sich um eine speziell auf die Bedürfnisse von Krebspatientinnen und -patienten zugeschnittene Form der Achtsamkeitsbasierten Stressbewältigung (*mindfulness-based stress reduction, MBSR*) nach Jon Kabat-Zinn (siehe S. 195). Die zweite Gruppe nahm über zwölf Wochen an ebenfalls wöchentlichen und 90-minütigen Sitzungen teil, die professionell nach dem supportiv-expressiven Ansatz (*supportive expressive group therapy, SET*) angeleitet wurden. Der Fokus liegt hierbei auf einer gegenseitigen Unterstützung innerhalb der Gruppe, einer offenen und ehrlichen Kommunikation der eigenen Gefühlslage sowie einer Verbesserung der Kommunikation und Interaktion mit der Familie, dem Freundeskreis und dem behandelnden medizinischen Personal. Die Kontrollgruppe nahm an einem lediglich sechsstündigen Kompaktseminar für psychoonkologische Stressbewältigung teil.

Wie sich diese Entspannungsmaßnahmen körperlich auswirkten, überprüften die Forscherinnen und Forscher anschließend im Labor anhand von Blutproben, die jeweils zu Beginn und Ende des Studienzeitraums von den Frauen genommen wurden. Als Indikator bestimmten sie die Länge der Telomere – also der Schutzkappen unserer Chromosomen, die mit jedem Teilungsprozess kürzer werden und somit unser biologisches Alter verraten (Blackburn und Epel 2017). Das Wissen um Telomere und das an diesem Prozess beteiligte Enzym Telomerase verdanken wir Elizabeth Blackburn, Jack Szostak und Carol Greider, die für ihre entsprechende Forschungsarbeit 2009 mit dem Medizinnobelpreis ausgezeichnet wurden.

Derzeitige Forschungen zielen darauf ab, die Telomerase mit Hilfe chemischer Substanzen zu beeinflussen, um den menschlichen Alterungsprozess zu verlangsamen oder gar aufzuhalten. Eines der bekanntesten Unternehmen auf diesem Gebiet ist Calico, eine hundertprozentige Tochter von Google bzw. der Dachgesellschaft Alphabet. Der Gedanke ist nicht so abwegig, denn es gibt nachweislich Stoffe, die in der Lage sind, in die Wirkungsweise von Telomerase einzugreifen. Ein Beispiel hierfür sind Wirkstoffe der Pflanze Astragalus, die auch unter den Namen Tragant oder Bocksdorn bekannt ist und u.a. dank ihrer verjüngenden Effekte seit Jahrtausenden zu den bedeutendsten Heilpflanzen der Traditionellen Chinesischen Medizin (TCM) gehört.

Auch wenn ein solches Jungbrunnenelixier aus der Kapsel noch Zukunftsmusik ist, sprechen die Blutproben in der oben beschriebenen kanadischen Studie eine klare Sprache: Bei denjenigen Frauen, die an einer der beiden Entspannungsmaßnahmen teilgenommen hatten, waren die Telomere mit einer deutlichen Tendenz vorher und nachher in etwa gleich lang, während sie bei den Frauen in der Kontrollgruppe kürzer geworden waren.

Es liegt nahe, dass dieser Effekt nicht nur im Nachgang einer Krebstherapie, sondern generell auftritt: Sich regelmäßig bewusst zu entspannen, kann dabei helfen, den Alterungsprozess unserer Körperzellen zu verlangsamen.

Entspannen Sie mal!

Unser Alltag ist deutlich dichter gepackt als der unserer Vorfahren. Wo sich früher noch von selbst Pausen ergaben, reiht sich heute nahtlos eine Aktivität an die nächste. Je weniger Zeit wir haben, desto wichtiger wird es aber, bewusst Möglichkeiten zur Entspannung zu schaffen, um den Akku aufzuladen und einen Puffer gegen Stress und Belastung anzusparen. Es gibt eine breite Auswahl an Methoden und Techniken, aus der man sich je nach individueller Veranlagung und persönlichen Vorlieben die am besten geeignete für sich aussuchen kann: Autogenes Training, Progressive Muskelentspannung, Meditation, Taiji, Qigong, Yoga etc. Probieren Sie aus, was am besten für Sie funktioniert. Schließlich fällt auch das Entspannen dann am leichtesten, wenn es keine große Überwindung kostet.

Wie man am besten entspannt, hängt von den Lebensumständen und Vorlieben ab. Trotzdem gibt es bei Befragungen auffallende Übereinstimmungen: Die bislang größte Studie zu diesem Themenschwerpunkt wurde vor einigen Jahren unter der Leitung von Wissenschaftlerinnen und Wissenschaftlern der Universität Durham durchgeführt. Im Rahmen der Online-Umfrage «Rest Test» beantworteten rund 18 000 Freiwillige aus 134 Ländern (vornehmlich aus dem Vereinigten Königreich, Europa und den USA) Fragen dazu, was sie unter Erholung und Entspannung verstehen. Die 2016 veröffentlichten Ergebnisse spiegeln das hohe Lebenstempo in westlichen Gesellschaften wider: Ruhe scheint ein knappes Gut zu sein, denn über zwei Drittel (68 %) der Befragten wünschten sich mehr davon. Etwa ein Drittel (32 %) hatte den Eindruck, mehr Ruhe zu brauchen als der Durchschnitt, während nur jeder Zehnte (10 %) davon überzeugt war, mit weniger auszukommen (Hammond und Lewis 2016)

Diese Selbstbeobachtungen decken sich mit den Befunden der Wissenschaft, Ärzteschaft und Krankenkassen, der Berichterstattung in den Medien sowie dem Eindruck, den wir alle haben. Eine tatsächlich überraschende Erkenntnis war jedoch, dass sich die Befragten weitestgehend einig darin waren in dem, was sie tun, wenn sie Ruhe und Entspannung suchen: lesen, in der Natur sein, alleine sein, Musik hören, nichts tun. So unterschiedlich diese Aktivitäten auf den ersten Blick auch sein mögen, sie haben einen gemeinsamen Nenner: Sie werden vorwiegend ohne Begleitung unternommen.

Das Bedürfnis nach Zeit für sich selbst ist offenbar weit verbreitet. Und es spricht dafür, dass wir im Alltag auf eine Vielzahl sozialer Interaktionen kommen, die uns in Beschlag nehmen und anstrengen. Wir Menschen sind zwar soziale Wesen, und wir brauchen den Austausch mit unseren Mitmenschen. Trotzdem gibt es auch hier Grenzen, die bei dem einen früher, bei der anderen später erreicht sind.

Es gibt übrigens einen kleinen «Trick», wie man sich schnell in einen Entspannungszustand versetzen kann: Lächeln Sie! Laut einer Studie der Universität Kansas kann man seinen Herzschlag deutlich beruhigen, indem man ein paar Minuten lang lächelt. Und das gilt auch in Stresssituationen und selbst dann, wenn das Lächeln nicht echt ist, sondern nur aufgesetzt wird (Kraft und Pressman 2012).

Woraus auch immer die Überforderung besteht, irgendwann ist bei uns allen der Punkt erreicht, an dem wir Erholung brauchen. Sich dessen bewusst zu sein, ist die wichtigste Voraussetzung, um rechtzeitig notwendige Pausen einzulegen. Das hat nichts mit Faulsein zu tun. Vielmehr hängen Anspannung und Entspannung untrennbar zusammen – gerät das Wechselspiel aus den Fugen, führt das zu Beeinträchtigungen. Auf rein körperlicher Ebene lässt sich das besonders gut bei unserer Skelettmuskulatur beobachten. Jede Bewegung ist das Resultat sich abwechselnder Muskelkontraktionen. Selbst im Ruhestand finden sie noch statt, wobei wir das meist nicht wahrnehmen.

Ist die muskuläre Anspannung über einen längeren Zeitraum erhöht, äußert sich das als Verspannung, die auch ordentlich weh tun kann. Im Muskel führt das dazu, dass die feinen Blutgefäße zusammengedrückt werden, was die Durchblutung des Gewebes erschwert. Das wiederum schränkt sowohl die Sauerstoff- und Nährstoffversorgung als auch die Entsorgung von Stoffwechselabfallprodukten ein. Nimmt die Überbeanspruchung der Muskelfasern nicht ab, kann das langwierige Entzündungen zur Folge haben. Das Fatale daran: Als Schutzreaktion erhöht die Muskulatur die Anspannung. Eigentlich soll das weitere Verletzungen vorbeugen, tatsächlich führt das aber zu einem Teufelskreis. Um diesen zu durchbrechen, kommen Wärme, Massagen oder Akupressur zum Einsatz. Dies regt die Durchblutung in dem betroffenen Bereich an und führt dazu, dass die Muskelfasern sich im wahrsten Sinne des Wortes ent-spannen. In schweren bzw. hartnäckigen Fällen kann die zusätzliche Einnahme entsprechender Medikamente hilfreich sein.

Verspannungen und Muskelverhärtungen können die Folge von Fehlbelastungen sein. Dabei sind vor allem Menschen gefährdet, bei denen es aufgrund von Vorerkrankungen wie Arthrose, oder aber berufsbedingt zu dauernden einseitigen Belastungen kommt. Bei Friseuren und Zahnärztinnen beispielsweise sind durch die stundenlange vornübergebeugte Haltung und die sich immer wiederholenden Handgriffe häufig der Hals-, Nacken-, Schulter- und Oberarmbereich betroffen. Beim Sport – insbesondere beim Leistungssport – liegt das Risiko für Überlastungen der Muskulatur ebenfalls recht hoch. Wer selbst noch nicht betroffen war, kennt den Begriff womöglich von den Pressekonferenzen großer Sportveranstaltungen wie Olympischen Spielen oder Fußball-Weltmeisterschaften.

Doch abgesehen von körperlichen Belastungen, können psychische Erkrankungen und langanhaltender Stress die Muskultur ebenfalls über Gebühr in Anspruch nehmen. Wie bei Angst und Depressionen wirkt sich auch eine hohe seelische Belastung auf die Körperhaltung aus. Besteht sie über einen längeren Zeitraum fort, begünstigt das Muskelverspannungen und -verhärtungen. Und nebenbei bemerkt: Wer nicht genügend und ausreichend schläft, kann auch nicht richtig entspannen – weder auf körperlicher noch auf psychischer Ebene.

Jungbrunnentipps Entspannung

Tipp 1: Warten Sie nicht, bis Sie gestresst sind!
Ob wir essen, uns sportlich betätigen oder geistig arbeiten – jeder Ablauf in unserem Körper ist eine Abwechslung von Anspannung und Entspannung. Gönnen wir uns die notwendigen Ruhepausen nicht, erhöht sich wie bei einem Schnellkochtopf der Druck: Stress entsteht – und glauben Sie mir, er sucht sich seinen Weg, um sich zu entladen. Jeder Mensch hat seine individuellen «Schwachstellen» und bekommt die Folgen auf etwas andere Weise zu spüren. Daher äußern sich stressbedingte Erkrankungen auf allen möglichen körperlichen und psychischen Ebenen.
Sich regelmäßig zu entspannen, ist also kein esoterischer Quatsch oder nur etwas für dauergestresste Führungskräfte. Es ist vielmehr eine Strategie, die Erkrankungen und Alterserscheinungen effektiv vorbeugt.

Tipp 2: Finden Sie eine Entspannungstechnik, die zu Ihnen passt!
Ob Yoga, Atemübungen oder Meditationstechniken – das Angebot ist groß und vielfältig. Probieren Sie aus, was Ihnen persönlich Spaß macht und guttut. Hören Sie dabei unbedingt auf Ihr Bauchgefühl. Wer sich beim Entspannen nicht wohlfühlt, setzt sich nur unnötig weiterem Stress aus.
Entspannung ist aber mehr als ein Programm, das hin und wieder isoliert abgespult wird. Begreifen Sie es stattdessen als Teil einer achtsamen Lebenseinstellung, zu der selbstverständlich auch ein Spaziergang an der

frischen Luft, eine erfüllende Freizeitbeschäftigung und soziale Kontakte gehören.

Viele Menschen haben verlernt, sich zu entspannen. In solch einem Fall helfen Rituale: Planen Sie feste Zeiten ein, die sich mit Ihrem Lebensrhythmus vereinen lassen. Nicht um auf Knopfdruck zu entspannen, sondern um Räume zu schaffen, in denen das gelingen kann.

Fazit: Entspannung als Jungbrunnenquelle
Entspannung ist ein physiologisches Grundbedürfnis, das sich maßgeblich auf den Gesundheitszustand von Körper und Geist auswirkt, in unserer Leistungsgesellschaft aber oft zu kurz kommt.

Gesteht man sich und seinem Körper genügend Regenerationszeiten zu und gestaltet diese aktiv entsprechend der eigenen Bedürfnisse und Vorlieben, findet man nicht nur zu mehr Ausgeglichenheit, Zufriedenheit und Lebensqualität, sondern beugt auch Krankheiten vor und verlangsamt den Alterungsprozess.

FAKTOR 7: SOZIALE KONTAKTE – GEMEINSAM JUNG UND GESUND BLEIBEN

Der Mensch ist ein soziales Wesen; als solches hat uns schon der griechische Philosoph Aristoteles beschrieben. Und selbst zu seiner Zeit war das längst keine neue Erkenntnis mehr. Ein Blick auf unsere Evolutionsgeschichte zeigt, dass «der Mensch» sich in kleinen Gruppen entwickelt hat. Anfangs waren das in der Regel Verbände von ein paar Dutzend Individuen, später wurden die «Gesellschaften» dann größer. Ganz am Anfang der menschlichen Entwicklung hatte diese

Lebensweise einen ganz praktischen Nutzen: Zusammen konnte man sich besser gegen Raubtiere und andere Gefahren schützen.

Dass es für uns auch heute noch wichtig ist, in eine Gemeinschaft eingebettet zu sein, ist nicht nur eine Erfahrung, die wohl jeder in seinem Leben gemacht hat, sondern sie wird auch von Psychologen bestätigt. In der Gruppe ist es einerseits einfacher, körperliche Grundbedürfnisse wie Essen, Wohnung, Bekleidung und dergleichen zu erfüllen. Andererseits ist noch ein weiterer Aspekt geradezu überlebenswichtig für Menschen: die emotionale Ebene, die die Nähe und der Kontakt zu anderen mit sich bringen. Bis auf wenige Ausnahmen überleben wir nur in Gesellschaft mit anderen Menschen.

Egal ob Freundschaften, Liebesbeziehungen oder familiäre Beziehungen – ohne soziale Beziehungen vereinsamen wir und werden krank. Wenn im Alter die Beziehung scheitert, die langjährige Ehe in die Brüche geht oder eine nahestehende Person verstirbt, verstärkt sich dieses Gefühl häufig. Die Gelegenheiten, um neue Kontakte zu knüpfen, werden weniger. Und wenn dann auch noch eine eingeschränkte Mobilität hinzukommt, ist die drohende Isolation schneller greifbar, als einem lieb sein kann.

Soziale Kontakte – was (keine) Beziehungen zu anderen Menschen mit uns machen

Wer schon einmal länger oder ernsthaft krank war, kann vermutlich ein Liedchen davon singen: Eine gute medizinische Versorgung ist natürlich sehr viel wert, aber was ungeahnte Kräfte mobilisieren kann, ist die Unterstützung von Freunden und Familie. Ein stabiles soziales Umfeld verbessert die Prognose, egal bei welcher Krankheit.

Sie kennen doch bestimmt Omas Geheimtipp: Bei einer Erkältung hilft nichts so gut wie eine schöne heiße Hühnersuppe. Der Satiriker Wiglaf Droste hat der Kraftbrühe und ihrer sagenhaften heilsamen Wirkung sogar ein Gedicht gewidmet. Tatsächlich gibt es eine wissenschaftliche Studie, die nachweisen konnte, dass Hühnersuppe eine entzündungshemmende Wirkung hat, allerdings nur unter Laborbedingungen im Reagenzglas (Rennard u.a. 2000). Die antientzündlichen Inhaltsstoffe oder ihre Kombination sind aber sowieso nur ein Teil des Geheimnisses. Was uns geplagten Grippepatienten mindestens genauso gut hilft, ist die wohltuende Wärme. Sie fördert die Durchblutung und bringt das Immunsystem in Schwung. Und dann gibt es da noch einen anderen Faktor, der nicht zu unterschätzen ist: die Zuwendung und Fürsorge der Person, die uns die Hühnersuppe kocht. Dieser Effekt begleitet uns von Kindesbeinen an: Der Schmerz des aufgeschrammten Knies lässt nach, sobald Mama oder Papa zum Trost einmal kräftig pusten. Dass wir Schmerzen und Krankheiten als schlimmer empfinden, wenn wir uns «mutterseelenallein» fühlen, ist wissenschaftlich nachgewiesen (LeRoy u.a. 2017).

Welchen Stellenwert unser soziales Netzwerk für unsere Gesundheit hat, ist uns oft gar nicht richtig bewusst. Gerade wenn wir noch jung sind, erscheint uns ein gesunder Körper als Selbstverständlichkeit und unabdingbar für unsere Lebensqualität – was uns immer dann schmerzlich bewusst wird, wenn wir denn einmal krank sind. Doch je älter wir werden, desto weniger bestimmt unsere körperliche Verfassung, wie wohl wir uns fühlen und wie glücklich und zufrieden wir sind. Wir lösen uns gewissermaßen vom Ideal eines Körpers, der immerzu reibungslos zu funktionieren hat – und gewinnen dadurch insgesamt eine positivere Lebenseinstellung.

Ich hatte es im Einführungskapitel schon erwähnt: Obwohl die Gesundheit im Alter nachlässt, steigt bei vielen Menschen das seelische Wohlbefinden (Hirschhausen und Esch 2018).

Was sich hier zeigt, ist eine Anpassungsstrategie, die sich im Laufe der Jahre entwickelt. Wer die Erfahrung gemacht hat, dass Durststrecken zum Leben gehören und dass nach jedem Regen die Sonne wieder scheint, den werfen zumindest kleinere gesundheitliche Beeinträchtigungen nicht so leicht aus der Bahn. Ob diagnostizierte Krankheit oder eher subjektiv empfundene Einschränkungen – wir haben gelernt, mit ihnen umzugehen. Was ihnen darüber hinaus den Schrecken nimmt, ist die Einsicht, dass wir sie beeinflussen können.

Die hohe Anpassungsfähigkeit beschränkt sich nicht nur auf unsere Einstellung, sie lässt sich auch auf rein körperlicher Ebene beobachten. In der Biologie spricht man von Plastizität, wenn ein Organismus sich durch Umwelteinflüsse verändert. Beim Sport können wir das besonders gut beobachten: Denn jenseits seiner genetisch vorbestimmten individuellen Bewegungsgrenzen ist jeder Mensch in der Lage, seine Mobilität spürbar zu beeinflussen. Aus jahrelangen sportpädagogischen und kinesiologischen Forschungen zu Bewegung und Kompetenzerhaltung im Alter weiß man, dass wir auch im fortgeschrittenen Alter noch über erstaunliche Reserven verfügen. Die Herausforderung besteht einzig und allein darin, sie zu aktivieren (Baumann 2002).

Ein aktiver Lebensstil zählt zu den Bedingungen, damit ein «erfolgreiches Altern» gelingt. Aus Perspektive der Sportwissenschaften sind da natürlich in erster Linie Sport und Bewegung gemeint (Conzelmann 2008). Eine genauso wichtige Rolle spielt aber selbstverständlich die geistige Regsamkeit. Und in beiden Fällen steigert sich die Wirkung, wenn wir vielfältige soziale Kontakte unterhalten.

Auch unser Gehirn zeigt eine sogenannte neuronale Plastizität. Die Entwicklung unserer grauen Zellen ist nämlich nicht – wie lange angenommen – mit spätestens Ende 20 abgeschlossen. Stattdessen können sich unsere Gehirnzellen und Synapsen bei Bedarf und entsprechender Beanspruchung noch bis ins hohe Alter an neue Herausforderungen anpassen.

Die hohe Plastizität unseres Körpers ist wie ein Versprechen: Wir kommen zwar mit genetischen Voraussetzungen auf die Welt, die uns gewisse Grenzen aufzeigen. Es liegt aber in unserer Hand, mit welcher Einstellung wir ihnen begegnen und welche Anstrengungen wir auf uns zu nehmen bereit sind, um sie möglichst weit hinauszuschieben. Alter und Gesundheit sind und bleiben in gewissem Maße formbar, wenn wir uns darum kümmern, dass diese Geschmeidigkeit erhalten bleibt.

Exkurs: Soziale Kontakte als Medizin
Wenn man hochbetagte Menschen fragt, was sie in ihrer Lebensphase am meisten belastet, bekommt man eine Antwort besonders häufig zu hören: das viele Alleinsein. Und tatsächlich lässt sich auch wissenschaftlich nachweisen, dass ein Mangel an sozialen Kontakten eine Gefahr für die Gesundheit darstellt. Einsamkeit und soziale Isolation sind Risikofaktoren, die unser Leben genauso verkürzen können wie die üblichen Verdächtigen Rauchen, Alkoholkonsum, mangelnde Bewegung und Übergewicht (Holt-Lunstad u. a. 2015). In MRT-Studien wurde nachgewiesen, dass soziale Zurückweisung ähnliche Muster in den Schmerzzentren im Gehirn hervorruft wie äußere Ursachen, z. B. Verletzungen. Umgekehrt können soziale Kontakte Belohnungs-

zentren im Gehirn aktivieren. Das Aktivitätsmuster im Gehirn eines frisch verliebten Menschen ähnelt dem eines Menschen, der «auf Drogen» ist. Der Volksmund weiß es also schon seit langem (Kross u. a. 2011) …

Ein stabiles soziales Netzwerk, das unterstützt und im Bedarfsfall Hilfe leistet, gehört zu den wichtigsten Einflussgrößen für unsere Gesundheit, wie die zwei Sozialepidemiologen Michael Marmot und Richard Wilkinson in ihrer wegweisenden Publikation *The social determinants of health: The solid facts* feststellen. Auf Basis einer breiten empirisch erhobenen Datenlage kommen sie zu dem Schluss: Allein das Gefühl, zu einer Gruppe dazuzugehören, wirkt sich wie eine aktiv betriebene Gesundheitsvorsorge aus. Was neben den unterschiedlichsten medizinischen Faktoren, auf die ich im Folgenden noch zu sprechen komme, auch daran liegt, dass man sich gegenseitig zu gesünderen Verhaltensweisen ermutigt (Marmot und Wilkinson 2003).

Und, wer weiß, vielleicht hilft der einen oder dem anderen auch ein gewisses Maß an sozialer Kontrolle bei deren Umsetzung.

Jung bleiben ist ein Mannschaftssport

Darüber, dass Sport und Bewegung uns jung und fit halten, sind wir uns spätestens an dieser Stelle einig. Worin die positiven Auswirkungen bestehen und was im Körper dabei passiert, ist Thema des Kapitels Bewegung (siehe S. 112 ff.). Die Frage an dieser Stelle ist also: Welche Art und Form der körperlichen Betätigung wählt man, wenn man den Aspekt der Gemeinschaft hinzuzieht?

Ob mit 30 oder 80 Jahren – unternehmen Sie etwas mit

anderen gemeinsam. Ob Fußball mit den alten Freunden oder Tennis im Verein – viele Sportarten setzen den Kontakt mit anderen voraus. Aber auch Einzelsportarten kann man gut in der Gruppe ausüben, wie das Fahrradfahren mit den Enkelkindern oder das Walken mit einigen Nachbarinnen und Nachbarn.

Eine Sportart, die Fitness und Geselligkeit in besonderer Weise vereint, ist das Tanzen. Und je anspruchsvoller die Tanzschritte sind, die wir aufs Parkett legen, desto mehr bringen wir dabei auch noch unsere grauen Zellen in Schwung. Kein Wunder, dass regelmäßiges Tanzen sogar nachweislich Alzheimer vorbeugt. Das liegt vermutlich daran, dass beide Hirnhälften aktiviert werden. Außerdem werden neue Bewegungsmuster abgespeichert, sodass die Synapsen und Nervenzellen immer wieder aufs Neue aktiviert werden (Hirschhausen und Esch 2018).

Darüber hinaus haben Studien herausgefunden, dass Tanzen bei Parkinson hilft (vgl. z. B. Earhart 2009). Bei dieser Erkrankung werden Nervenzellen zerstört, mit eklatanten Folgen für den gesamten Organismus: Die Muskeln zittern, können erstarren, das Gleichgewicht ist gestört, normale Tätigkeiten wie Gehen oder Treppensteigen werden zu großen Herausforderungen. Hier setzt die Tanztherapie für Parkinson-Erkrankte an: Tanzen hilft, den Gang zu stabilisieren und Gleichgewicht sowie Muskelkraft und Mobilität zu stärken.

Tanzen ist also im Grunde die perfekte Kombination aus körperlicher Bewegung und Gehirnjogging, unterlegt mit flotter Musik.

Ein nicht zu unterschätzender spannender Aspekt beim Tanzen sind die biochemischen Prozesse, die dabei ausgelöst werden: Die Botenstoffe, die in unserem Körper daran beteiligt sind, wenn wir unseren Körper bewegen, spielen auch eine Rolle bei unserem «inneren Bewegtsein»! Sich geistig betätigen oder körperlich aktiv sein – beides ist biologisch miteinander verbunden. Ob wir nun Bahnen ziehen im Schwimmbad, einen Tango aufs Parkett legen, für etwas belohnt werden oder hochmotiviert sind – wir sind jeweils äußerlich und innerlich bewegt (Hirschhausen und Esch 2018:142).

Und wie steht es um die soziale Komponente? Ein motivierender Faktor beim Tanzen ist das «Wir-Gefühl», das dabei entsteht. In vielen Teilen der Erde gibt es bis heute tradierte Rituale zur Schaffung und Stärkung des Wir-Gefühls – und oftmals spielen Tänze dabei eine wichtige Rolle (Christensen und Chang 2018:93–98). Neurologische und psychologische Untersuchungen haben gezeigt, dass Menschen, die synchron miteinander tanzen, richtiggehend miteinander verschmelzen (Tarr, Launay und Dunbar 2014). Der unsterbliche Ausruf von Augustinus Aurelius kommt also keineswegs von ungefähr: «Oh, Mensch, lerne tanzen, sonst wissen die Engel im Himmel nichts mit dir anzufangen!» Warum nicht gleich durch Tanzen den Himmel auf die Erde holen?

Einsamkeit als Risikofaktor

Dass Alleinsein uns krank machen kann, ist nicht so verwunderlich, wie es auf den ersten Blick erscheinen mag. Es gibt etliche Beispiele dafür, wie sich Einsamkeit körperlich niederschlägt.

Wer sich allein fühlt, erholt sich im Schlaf weniger als Menschen, die sich als Teil einer Gemeinschaft empfinden. Das ist das Ergebnis einer Studie, die 2011 an der University of Chicago durchgeführt wurde. Offenbar, so das Fazit des Teams um Lianne M. Kurina, sind wir darauf angewiesen, uns sicher und geborgen zu fühlen, um gut schlafen zu können (Kurina u. a. 2011).

Wie Schlafmangel und Stress erweist sich Einsamkeit darüber hinaus auch als Belastung für unser Immunsystem. Leiden Menschen unter sozialer Isolation, werden Gene aktiviert, die Entzündungsprozesse auslösen, während gleichzeitig Gene blockiert werden, die für die Abwehr von Krankheitserregern verantwortlich sind (Cole u. a. 2015). Dies könnte eine Erklärung dafür sein, warum Menschen anfälliger für Krankheiten sind, wenn ihnen das soziale Netzwerk fehlt.

Soziale Kontakte von heute gegen die Einsamkeit von morgen

Einsamkeit macht keine Ausnahmen und kann grundsätzlich jede und jeden von uns treffen. Ältere Menschen sind aber statistisch gesehen deutlich häufiger betroffen, wie der *Deutsche Alterssurvey 2017* im Auftrag des Bundesministeriums für Familie, Senioren, Frauen und Jugend (BMFSFJ) im Rahmen einer wissenschaftlichen Studie festgestellt hat (Vogel, Wettstein und Tesch-Römer 2019).

Dabei ist Alleinsein kein plötzlicher Schicksalsschlag, der uns völlig unvorbereitet trifft. Um der Einsamkeit – in jedem Alter – vorzubeugen, lässt sich nämlich im Hier und Jetzt etwas tun. Wir können unsere sozialen Kontakte aufbauen und ausbauen, um sie dann ganz bewusst zu pflegen. Das ist eine erfüllende lebenslange und gesunderhaltende Aufgabe, die sich in jeder Hinsicht lohnt.

Strategien gegen die Einsamkeit

Auch wenn die stetig fortschreitende Digitalisierung und die zunehmende Verbreitung des Internets uns die Möglichkeit geben, Teil von geradezu weltumspannenden sozialen Netzwerken zu werden: Vor Einsamkeit bewahrt uns das nicht – gleichgültig, in welcher Lebensphase wir uns befinden.

Wie bedeutend das soziale Miteinander für uns Menschen ist, haben zahlreiche Studien belegt (Cacioppo, Cacioppo und Boomsma 2014; Heinrich und Gullone 2006). Davon abgesehen kann jede und jeder sich ja selbst die Frage beantworten: Wer ist schon gerne einsam?

Wenn man sich einer Gruppe zugehörig fühlt, steigert das das Wohlbefinden und verleiht das Gefühl von Sicherheit und Geborgenheit (Christensen und Chang 2018 : 91–92). Das menschliche Zusammengehörigkeitsgefühl hat uralte evolutionsbedingte Wurzeln, die bis zurück in die Steinzeit reichen. Damals war es lebensnotwendig, in einer Gruppe zusammenzuhalten – z. B. gegen angreifende Raubtiere wie den Säbelzahntiger. Das ist heute zwar offensichtlich nicht mehr unser Beweggrund, uns mit anderen zu verbinden, aber das Bedürfnis steckt ohne Frage nach wie vor in uns.

Wenn uns «echter» analoger sozialer Austausch fehlt, hat das einerseits negative Auswirkungen auf unser psychisches Befinden – es kann sogar der Auslöser für Depressionen oder Angststörungen sein. Andererseits drohen auch ernste körperliche Krankheiten.

Seit den 1940er Jahren weisen unterschiedliche Untersuchungen darauf hin, dass sozialer Austausch, also die Interaktion mit Mitmenschen, sich auf die körperliche Gesundheit niederschlägt. Sehen wir uns einer Gefahr oder großen Herausforderung schutzlos und allein gegenüberstehen, versetzt das unseren Körper innerlich in einen Stresszustand – als stünden wir Aug in Aug mit dem Säbelzahntiger. Dadurch wird unter anderem das Stresshormon Cortisol freigesetzt, der Blutzuckerspiegel und auch der Blutdruck steigen, gleichzeitig wird das Immunsystem heruntergefahren.

Und genau diese Merkmale finden sich auch bei Menschen, die unter Einsamkeit leiden. Wenn wir dauerhaft allein und sozial isoliert sind, erhöht das sogar nachweislich die Wahrscheinlichkeit dafür, dass wir einen Herzinfarkt oder Schlaganfall erleiden oder dass wir an Krebs oder Demenz erkranken (Hakulinen u. a. 2018). Von Schlafstörungen, der bereits genannten Neigung zu Depressionen oder Angststörungen einmal ganz abgesehen (Cacioppo und Cacioppo 2014).

Ein US-amerikanisches Team hat anhand einer großen Meta-Studie dargelegt, dass mit einem gelingenden sozialen Austausch das Risiko für eine ganze Reihe von Krankheiten sinkt (Holt-Lunstad u. a. 2015).

Sozialer Austausch ist also nicht nur gut für das psychische Wohlbefinden, sondern auch für die physische Gesundheit, besonders für Herz und Immunabwehr. Das lässt sich sogar im Blut nachweisen: Die Anzahl von sogenannten Killer-Zellen steigt an, wenn wir uns in einer Gemeinschaft geborgen und aufgehoben fühlen. Diese Zellen unserer Immunabwehr können unter anderem verhindern, dass sich im Körper Krebs entwickelt.

Fühlen wir uns hingegen einsam, dann sind wir gestresst – und das Stresshormon Cortisol hemmt die Bildung der schützenden Killer-Zellen. Pauschal gesprochen: Wer einsam ist, stirbt wahrscheinlich früher.

Die Macht von Berührungen und Zuwendung

Jemandem beim Sprechen die Hand auf den Arm legen, Händchen halten, sich umarmen, massieren oder streicheln – Berührungen wirken auf vielfache positive Weise. Die Wissenschaft widmet sich seit längerem den Effekten des Körperkontakts, und es zeigt sich immer wieder: Er ist für uns

Menschen grundlegend wichtig und beeinflusst quasi jeden Lebensbereich.

Aber was passiert eigentlich im Körper, wenn wir berührt werden? Millionen von Rezeptoren auf unserer Haut sorgen dafür, dass wir Temperatur, Oberflächenstrukturen und Druck wahrnehmen können, aber auch, in welcher Art und wie schnell wir berührt werden. Unsere Nerven leiten diese Informationen ans Gehirn weiter und liefern auch eine Emotion mit – ist mir diese Berührung angenehm oder eher nicht? Bewegungen wie langsames, sanftes Streicheln führen beispielsweise dazu, dass im Gehirn das Hormon Oxytocin freigesetzt wird und die körpereigenen Endorphine stärker wirken können. Das Nervensystem reagiert darauf, indem Stresshormone wie Cortisol abgebaut werden und die Frequenz von Atem und Herzschlag sinken. Wir entspannen uns, und es stellt sich ein Gefühl des Wohlbefindens ein.

Jungbrunnentipps für soziale Kontakte

Tipp 1: Pflegen Sie Familie und Wahlverwandtschaften!
Freunde und Familie, aber auch Bekanntschaften aus der Nachbarschaft sind das soziale Netzwerk, das Unterstützung und Zuwendung bietet. Bringen Sie sich aktiv ein, um ein Knotenpunkt dieses Sicherheitsnetzes zu sein. Die positiven Nebeneffekte für Wohlbefinden und Gesundheit gibt es nämlich nur im gegenseitigen Austausch.
Die Familie ist ein Mikrokosmos, der für viele ein wichtiger Rückzugsort und Stabilitätsfaktor ist. Die enge Bindung sorgt für ein Gefühl von Sicherheit und Geborgenheit, das wir alle als Grundbedürfnis in uns tragen.

Auch enge, intensive Freundschaften können diese Funktion erfüllen bzw. übernehmen. Nach dem Motto «Familie hat man, Freunde sucht man sich aus» ist das vor allem für Menschen, die in schwierigen familiären Verhältnissen leben, geradezu lebensnotwendig.

Tipp 2: Erweitern Sie bei Bedarf Ihren Bekanntenkreis!
Tanzen Sie für Ihr Leben gern, aber Ihre Frau ist eine Leseratte? Lieben Sie Waldspaziergänge, während Ihr Partner leidenschaftlicher Boule-Spieler ist? Viele Hobbys und Freizeitaktivitäten machen in der Gruppe mehr Spaß als allein. Teilt der Partner oder die beste Freundin die eigenen Interessen nicht, sollte einen das trotzdem nicht von seinem Hobby abhalten: Vielen Menschen geht es so, weswegen sie nach Gleichgesinnten suchen, um gemeinsamen Interessen nachzugehen. Vereine sind von Haus aus eine gute Anlaufstelle in einer solchen Situation. Wem das aber zu institutionalisiert ist oder wer speziellere Interessen hat, findet beispielsweise an Schwarzen Brettern in öffentlichen Einrichtungen wie Bibliotheken, Ämtern, Kirchengemeinden oder auch Supermärkten entsprechende Gesuche und Angebote in der direkten Umgebung. Vom Handarbeitstreff über die Naturschutzgruppe bis zum Sprach-Tandem – wenn man sich erst einmal auf die Suche begibt, tun sich mehr Möglichkeiten auf, als man wahrnehmen kann.
Eine weitere Option bietet das ehrenamtliche Engagement. Mehrgenerationen-Projekte, Lesepatenschaften, Nachbarschaftshilfe – die Liste lässt sich beliebig erweitern. Der «Mehrwert» solcher Tätigkeiten liegt u. a. darin, dass es zu einem Austausch mit Menschen

unterschiedlichster Altersgruppen kommt. Das erweitert den Horizont und hält geistig fit. Außerdem wird man mit dem Gefühl belohnt, gebraucht zu werden. Diese Art der Anerkennung, die vor allem Menschen im Ruhestand oft vermissen, sorgt für Zufriedenheit und stärkt das Selbstwertgefühl.

Tipp 3: Nutzen Sie auch kleine Anlässe für einen Austausch mit anderen!
Dass langjährige Freundschaften und tiefgehende Beziehungen Energie spenden und für den notwendigen Rückhalt sorgen, steht völlig außer Frage. Doch auch der Smalltalk mit der Kassiererin oder der kurze Plausch mit dem Nachbarn im Treppenhaus sorgen für ein Gefühl der Verbundenheit, das vor allem Menschen, die allein wohnen, das Gefühl von Einsamkeit, wenn schon nicht nehmen, dann ein wenig abmildern kann. Tun Sie sich daher regelmäßig mit anderen Menschen für Alltagstätigkeiten zusammen, beispielsweise einmal in der Woche zum Frühstücken mit dem Nachbarn oder zum gemeinsamen Kochen mit der ehemaligen Kollegin.

Soziale Kontakte als Jungbrunnenquelle
Soziale Kontakte sind ein tief in uns angelegtes, evolutionär gewachsenes Bedürfnis und unerlässlich für die körperliche und psychische Gesundheit.

Mit einer intensiven Kontaktpflege leisten wir einen wertvollen Beitrag für ein aktives, glückliches, erfülltes und dadurch gesundes Leben. Und zwar nicht nur für uns selbst, sondern auch für andere – denn soziale Kontakte sind der Kitt, der unsere Gesellschaft zusammenhält.

SCHLUSSWORT

100 Jahre sind eine besondere Zeitspanne – erst recht, wenn es sich dabei um die Lebensspanne eines Menschen handelt. Unsere durchschnittliche Lebenserwartung steigt, und damit auch die Zahl der Menschen, die 100 Jahre und älter werden. Die Altersforschung geht sogar davon aus, dass die meisten nach dem Jahr 2000 in den westlichen Industrienationen geborenen Babys ihren 100. Geburtstag werden feiern können (Christensen u. a. 2009).

Die moderne Medizin macht uns ein Geschenk, von dem viele Menschen vor uns geträumt haben: Sie verlängert unsere Lebenszeit in ungeahnter Weise. Damit stellt sie uns aber auch vor die Herausforderung, diese Zeit zu nutzen. Denn was bringen uns die zusätzlichen Jahre, wenn wir ihnen nichts Positives abgewinnen können?

Ein langes Leben ist erst dann erstrebens- und lebenswert, wenn die Lebensqualität stimmt. Was man darunter versteht, unterscheidet sich von Mensch zu Mensch. Dennoch ist nicht anzunehmen, dass es jemanden gibt, für den Gesundheit *nicht* zu den maßgeblichen Kriterien gehört.

Wir haben es in der Hand, unsere Gesundheit zu beeinflussen. Und damit müssen wir nicht erst warten, bis wir ein bestimmtes Alter erreicht haben. Das Gute an der Jungbrunnenformel ist: Sie lässt sich individuell anpassen – einerseits je nach persönlicher Konstitution und Veranlagung, andererseits je nach körperlicher Verfassung und Einstellung. Denn wir unterscheiden uns nicht nur voneinander, sondern entwickeln uns auch im Laufe unseres Lebens weiter. Allergien können sich entwickeln, verstärken und abklingen, Schlafbedürfnisse und -muster sich wandeln, Beweglichkeit zu- und abnehmen.

Nicht alles an unserem Körper können wir verändern, doch auf vieles haben wir einen Einfluss. Die Prozesse, die uns am Leben halten, sind hochkomplex. Denn, wie Sie inzwischen wissen: Alles hängt mit allem zusammen. Deswegen sind wir auch heute noch weit davon entfernt, sämtliche Wirkweisen, Mechanismen und Zusammenhänge zu verstehen. Die vielfältigen Wechselwirkungen sollten uns aber nicht abschrecken. Sie sind lediglich ein Ausdruck für die Tatsache, dass nichts in unserem Körper für sich alleine steht und losgelöst von allem anderen funktioniert.

Im Umkehrschluss birgt das eine Chance: Mit einem ganzheitlichen Blick lässt sich erkennen, an wie vielen Schräubchen man tatsächlich drehen kann, um eine Veränderung herbeizuführen. Man muss «nur» wissen, welche das sind.

Die moderne Medizin, die wissenschaftliche Forschung, tradiertes Wissen aus unserer eigenen sowie anderen Kulturen halten einen ganzen Fundus an Erkenntnissen bereit, aus dem wir uns bedienen können.

Dieses Buch bietet Ihnen einen ersten Überblick. Aber Sie ahnen es schon – es ist lediglich der Startpunkt Ihrer persönlichen Entdeckungsreise. Es liegt an Ihnen herauszufinden, welche der Vorschläge zu Ihnen passen. Haben Sie den Mut, Dinge auszuprobieren, anzupassen und im Zweifel zu verwerfen! Vertrauen Sie dabei Ihrem Bauchgefühl. Was sich auch nach einer anfänglichen Anlaufphase nicht gut anfühlt, ist für Sie wahrscheinlich nicht das Richtige.

Die Jungbrunnenformel bietet Ihnen Hintergrundwissen an, mit dessen Hilfe Sie selbst-bewusst Schritt für Schritt analysieren können, wo bei Ihnen Möglichkeiten für Verbesserungen oder sogar Handlungsbedarf bestehen. Trauen Sie es sich ruhig zu, selbst Routinen und Verhaltensweisen zu entdecken, die Ihnen dabei helfen, Ihr Gesundheitskonto zu hegen und zu pflegen. Wenn Ihnen das in einem Bereich leichterfällt als in einem anderen, ist das gar nicht schlimm. Solange Sie Ihr Polster nicht über Gebühr strapazieren, können Sie ruhigen Gewissens verstärkt an den Stellschrauben drehen, die für Sie besser erreichbar sind.

Und denken Sie daran – niemand muss perfekt sein, schon gar nicht in allen Belangen. Unser Gesundheitszustand schwankt und passt sich dabei den wechselnden Lebens- und Umweltbedingungen an. Wenn wir das akzeptieren und das ebenfalls tun, ist das schon die halbe Miete.

Viel Spaß dabei – mit der einfachen und effektiven Jungbrunnenformel:

Innere Einstellung + Ernährung + Bewegung + Schlaf +
Atmung + Entspannung + soziale Kontakte
= strahlendes Wohlbefinden bis ins hohe Alter

Achor, Shawn. 2011. *The Happiness Advantage: The Seven Principles That Fuel Success and Performance at Work*. London: Virgin.

Åkerstedt, Torbjörn, Francesca Ghilotti, Alessandra Grotta, Hongwei Zhao, Hans-Olov Adami, Ylva Trolle-Lagerros und Rino Bellocco. 2019. «Sleep Duration and Mortality – Does Weekend Sleep Matter?» *Journal of Sleep Research* 28(1):e12712.

Alcock, Joe, Carlo C. Maley und C. Athena Aktipis. 2014. «Is Eating Behavior Manipulated by the Gastrointestinal Microbiota? Evolutionary Pressures and Potential Mechanisms: Prospects & Overviews». *BioEssays* 36(10):940–49.

Allmendinger, Jutta. 2009. *Frauen auf dem Sprung: Wie junge Frauen heute leben wollen; die Brigitte-Studie*. München: Pantheon.

Amen-Ra, Nūn Sava-Siva. 2016. *Amen-Ra's Age Inhibition Regimen (AIR). An Exposition on the Experimental, Theoretical & Practical Underpinnings of Lifespan Extention & Optimal Health Promotion. A Discourse on the Method of Gerostasis. Volume III, Part I*. Gettysburg, PA: Amenta Archives.

Andrillon, Thomas, Yuval Nir, Chiara Cirelli, Giulio Tononi und Itzhak Fried. 2015. «Single-Neuron Activity and Eye Movements during Human REM Sleep and Awake Vision». *Nature Communications* 6(1):7884.

Anson, R. Michael, Bruce Jones und Rafael de Cabod. 2005. «The Diet Restriction Paradigm: A Brief Review of the Effects of Every-Other-Day Feeding». *AGE* 27(1):17–25.

Antonovsky, Aaron. 1989. «Die salutogenetische Perspektive: Zu einer neuen Sicht von Gesundheit und Krankheit». *Meducs* 2:51–57.

Antonovsky, Aaron. 1979. *Health, Stress, and Coping*. San Francisco: Jossey-Bass Publishers.

Asea, Alexzander A. A. und Bente K. Pedersen. 2010. *Heat Shock Proteins and Whole Body Physiology*. Dordrecht: Springer.

Ayas, Najib T., David P. White, JoAnn E. Manson, Meir J. Stampfer, Frank E. Speizer, Atul Malhotra und Frank B. Hu. 2003. «A Prospective Study of Sleep Duration and Coronary Heart Disease in Women». *Archives of Internal Medicine* 163(2):205.

Baba M., Takeshige K., Baba N. und Ohsumi Y. «Ultrastructural analysis of the autophagic process in yeast: detection of autophagosomes and their characterization». *Journal of Cell Biology*. 1994;124(6):903–913.

Badura, Bernhard, Antje Ducki, Helmut Schröder, Joachim Klose, Markus Meyer und Frank Achilles, Hrsg. 2012. *Fehlzeiten-Report 2012 – Gesundheit in der flexiblen Arbeitswelt: Chancen nutzen – Risiken minimieren*. Berlin, Heidelberg: Springer.

BAuA. 2017. *Unfallstatistik 2015 – Unfalltote und Unfallverletzte 2015 in Deutschland*. Dortmund: BAuA.

Baumann, Hartmut. 2002. «Kontrolliertes Bewegungsverhalten im Alter». S. 257–59. *Autonomie und Kompetenz: Aspekte einer gerontologischen Herausforderung, Erlanger Beiträge zur Gerontologie*, herausgegeben von H. J. Kaiser. Münster: Lit.

Bavishi, Avni, Martin D. Slade, Becca R. Levy. 2016. «A chapter a day: Association of book reading with longevity». *Social Science & Medicine* 164:44–48.

Beltrami, Antonio P., Konrad Urbanek, Jan Kajstura, Shao-Min Yan, Nicoletta Finato, Rossana Bussani, Bernardo Nadal-Ginard, Furio Silvestri, Annarosa Leri, C. Alberto Beltrami und Piero Anversa. 2001. «Evidence That Human Cardiac Myocytes Divide after Myocardial Infarction». *New England Journal of Medicine* 344 (23):1750–57.

Bertram, Hans und Carolin Deuflhard. 2015. *Die überforderte Generation: Arbeit und Familie in der Wissensgesellschaft*. Opladen: Budrich.

Bierhaus, A. 1998. «AGEs and their interaction with AGE-receptors in vascular disease and diabetes mellitus. I. The AGE concept». *Cardiovascular Research* 37(3):586–600.

Blackburn, Elizabeth H. und Elissa Epel. 2017. *Die Entschlüsselung des Alterns: der Telomer-Effekt.* München: Mosaik.

Blanchflower, David. 2020. *Is Happiness U-shaped Everywhere? Age and Subjective Wellbeing in 132 Countries. Working Paper No. 26641.* Cambridge, MA: National Bureau of Economic Research.

Blech, Jörg. 2015. «‹Bei Rückenschmerz gehe ich rückwärts›», *Spiegel Wissen*, April 28. Abgerufen am 2. Mai 2020 (http://magazin.spiegel.de/EpubDelivery/spiegel/pdf/134337042).

Böhm, Karin, Clemens Tesch-Römer, Thomas Ziese. 2009. *Gesundheit und Krankheit im Alter.* Berlin: Robert Koch-Institut.

Brown, Kirk Warren und Richard M. Ryan (2003). «The benefits of being present: Mindfulness and its role in psychological well-being». *Journal of Personality and Social Psychology*, 84(4):822–848.

Buettner, Dan. 2010. *Thrive: Finding Happiness the Blue Zones Way.* Washington, DC: National Geographic.

Bundesinstitut für Risikobewertung. 2019. Neuartige Erreger in Rind und Kuhmilchprodukten: Weitere Forschung notwendig: Stellungnahme Nr. 014/2019 des BfR vom 18. April 2019.

Cacioppo, John T. und Stephanie Cacioppo. 2014. «Social Relationships and Health: The Toxic Effects of Perceived Social Isolation: Social Relationships and Health». *Social and Personality Psychology Compass* 8(2):58–72.

Cacioppo, John T., Stephanie Cacioppo und Dorret I. Boomsma. 2014. «Evolutionary Mechanisms for Loneliness». *Cognition and Emotion* 28(1):3–21.

Carlson, Linda E., Tara L. Beattie, Janine Giese-Davis, Peter Faris, Rie Tamagawa, Laura J. Fick, Erin S. Degelman und Michael Speca. 2015. «Mindfulness-Based Cancer Recovery and Supportive-Expressive Therapy Maintain Telomere Length

Relative to Controls in Distressed Breast Cancer Survivors: Psychosocial Interventions Affect TL». *Cancer* 121(3):476–84.

Carper, Jean. 1995. *Wundermedizin Nahrung: Wie Sie durch richtige Ernährung über 100 Krankheiten und Beschwerden vorbeugen und sie heilen können; in mehr als 10 000 wissenschaftlichen Studien erforscht und erprobt*. Düsseldorf: Econ.

Chin, Brian, Emily K. Lindsay, Carol M. Greco, Kirk Warren Brown, Joshua M. Smyth, Aidan G. C. Wright und J. David Creswell. 2019. «Psychological mechanisms driving stress resilience in mindfulness training: A randomized controlled trial». *Health Psychology,* 38(8):759–768.

Christensen, Julia F. und Dong-Seon Chang. 2018. *Tanzen ist die beste Medizin: Warum es uns gesünder, klüger und glücklicher macht*. Reinbek bei Hamburg: Rowohlt Polaris.

Christensen, Matthew A., Laura Bettencourt, Leanne Kaye, Sai T. Moturu, Kaylin T. Nguyen, Jeffrey E. Olgin, Mark J. Pletcher und Gregory M. Marcus. 2016. «Direct Measurements of Smartphone Screen-Time: Relationships with Demographics and Sleep», herausgegeben von A. Romigi. *PLOS ONE* 11(11):e0165331.

Christensen, Kaare, Gabriele Doblhammer, Roland Rau und James W. Vaupel. 2009. «Ageing Populations: The Challenges Ahead». *The Lancet* 374(9696):1196–1208.

Chuah, Yaw Kuang, Rusliza Basir, Herni Talib, Tung Hing Tie und Norshariza Nordin. 2013. «Receptor for Advanced Glycation End Products and Its Involvement in Inflammatory Diseases». *International Journal of Inflammation* 2013:1–15.

Church, Dawson. 2007. *The genie in your genes: Epigenetic medicine and the new biology of intention*. Santa Rosa, CA: Energy Psychology Press.

Church, Dawson. 2018. *Mind to matter: The astonishing science of how your brain creates material reality*. Carlsbad, CA: Hay House.

Church, Dawson. 2020. *Bliss brain: The neuroscience of remode-*

ling your brain for resilience, creativity, and joy. Carlsbad, CA: Hay House.

Cole, Steven W., John P. Capitanio, Katie Chun, Jesusa M. G. Arevalo, Jeffrey Ma und John T. Cacioppo. 2015. «Myeloid Differentiation Architecture of Leukocyte Transcriptome Dynamics in Perceived Social Isolation». *Proceedings of the National Academy of Sciences* 112(49):15142–47.

Conzelmann, Achim. 2008. «Erfolgreiches Altern durch Sport?» S. 55–73. *Sport in Deutschland: Bestandsaufnahmen und Perspektiven, Sport und gesellschaftliche Perspektiven*, herausgegeben von M. K. W. Schweer. Frankfurt am Main; New York: Peter Lang.

Crum, Alia J. und Ellen J. Langer. 2007. «Mind-Set Matters: Exercise and the Placebo Effect». *Psychological Science* 18(2):165–71.

Daussin, Frédéric N., Joffrey Zoll, Stéphane P. Dufour, Elodie Ponsot, Evelyne Lonsdorfer-Wolf, Stéphane Doutreleau, Bertrand Mettauer, François Piquard, Bernard Geny und Ruddy Richard. 2008. «Effect of Interval versus Continuous Training on Cardiorespiratory and Mitochondrial Functions: Relationship to Aerobic Performance Improvements in Sedentary Subjects». *American Journal of Physiology-Regulatory, Integrative and Comparative Physiology* 295(1):R264–72.

Davis, Daphne M. und Jeffrey A. Hayes. 2011. «What are the benefits of mindfulness? A practice review of psychotherapy-related research.» *Psychotherapy,* 48(2):198–208.

Davis, William und Imke Brodersen. 2013. *Weizenwampe: Warum Weizen dick und krank macht*. München: Goldmann.

Denninger, Tina, Silke van Dyk, Stephan Lessenich und Anna Richter. 2014. *Leben im Ruhestand: zur Neuverhandlung des Alters in der Aktivgesellschaft*. Bielefeld: Transcript.

Dimitrov, Stoyan, Tanja Lange, Cécile Gouttefangeas, Anja T. R. Jensen, Michael Szczepanski, Jannik Lehnnolz, Surjo Soekadar, Hans-Georg Rammensee, Jan Born und Luciana Besedovsky. 2019. «Gas-Coupled Receptor Signaling and Sleep Regulate Integrin Activation of Human Antigen-Specific T Cells». *The Journal of Experimental Medicine* 216(3):517–26.

DKFZ. 2019. «Neuartige Infektionserreger als Krebsrisikofaktoren». Abgerufen am 3. September 2019 (www.dkfz.de/de/ presse/download/Hintergrund-PK-Plasmidome_final.pdf).

Dörhöfer, Pamela. 2019. «Erreger in Milch und Rindfleisch begünstigen Entstehung von Krebs». *Frankfurter Rundschau Wissen,* 27.02.2019. Abgerufen 3. September 2019 (www.fr.de/ wissen/erreger-milch-rindfleisch-beguenstigen-entstehung-krebs-11808238.html).

Draganich, Christina und Kristi Erdal. 2014. «Placebo Sleep Affects Cognitive Functioning.» *Journal of Experimental Psychology: Learning, Memory, and Cognition* 40(3):857–64.

Drinda, Stefan, Franziska Grundler, Thomas Neumann, Thomas Lehmann, Nico Steckhan, Andreas Michalsen und Françoise Wilhelmi de Toledo. 2019. «Effects of Periodic Fasting on Fatty Liver Index–A Prospective Observational Study». *Nutrients* 11(11):2601.

DRV Deutsche Rentenversicherung Bund. 2014. «Positionspapier der Deutschen Rentenversicherung zur Bedeutung psychischer Erkrankungen in der Rehabilitation und bei Erwerbsminderung». Berlin: DRV.

DVR Deutscher Verkehrssicherheitsrat. 2010. «Sekunden, die über Leben und Tod entscheiden». Berlin: DVR.

Earhart, G. M. 2009. «Dance as Therapy for Individuals with Parkinson Disease». *European Journal of Physical and Rehabilitation Medicine* 45(2):231–38.

Eberth, Juliane und Peter Sedlmeier. 2012. «The Effects of Mindfulness Meditation: A Meta-Analysis». *Mindfulness* 3(3):174–189.

Eckhoff, Robert Alexander. 2013. «Finding Levers for Innovation in Diverse Teams». Amsterdam: Vrije Universiteit.

Ekelund, Ulf, Jostein Steene-Johannessen, Wendy J. Brown, Morten Wang Fagerland, Neville Owen, Kenneth E. Powell,

Adrian Bauman und I. Min Lee. 2016. «Does Physical Activity Attenuate, or Even Eliminate, the Detrimental Association of Sitting Time with Mortality? A Harmonised Meta-Analysis of Data from More than 1 Million Men and Women». *The Lancet* 388(10051):1302–10.

Ekirch, A. Roger. 2006. *In der Stunde der Nacht: Eine Geschichte der Dunkelheit*. Bergisch Gladbach: Lübbe.

Elmenhorst, Eva-Maria, David Elmenhorst, Sibylle Benderoth, Tina Kroll, Andreas Bauer und Daniel Aeschbach. 2018. «Cognitive Impairments by Alcohol and Sleep Deprivation Indicate Trait Characteristics and a Potential Role for Adenosine A_1 Receptors». *Proceedings of the National Academy of Sciences* 115(31):8009–14.

Eriksson, Peter S., Ekaterina Perfilieva, Thomas Björk-Eriksson, Ann-Marie Alborn, Claes Nordborg, Daniel A. Peterson und Fred H. Gage. 1998. «Neurogenesis in the Adult Human Hippocampus». *Nature Medicine* 4(11):1313–17.

Esch, Tobias. 2008. «Vom Verhalten zu den Molekülen: Ein biopsychosoziomolekularer Zugang zu Stress- und Schmerzlinderung». S. 209–41, in: *Wie geht Kultur unter die Haut? emergente Praxen an der Schnittstelle von Medizin, Lebens- und Sozialwissenschaft, VerKörperungen-MatteRealities*, herausgegeben von J. Niewöhner, C. Kehl und S. Beck. Bielefeld: Transcript.

Everson, Carol A., Bernard M. Bergmann und Allan Rechtschaffen. 1989. «Sleep Deprivation in the Rat: III. Total Sleep Deprivation». *Sleep* 12(1):13–21.

Ferriss, Timothy. 2017. *Tools der Titanen: Die Taktiken, Routinen und Gewohnheiten der Weltklasse-Performer, Ikonen und Milliardäre*. München: FBV, FinanzBuch Verlag.

Fietze, Ingo. 2018. *Die übermüdete Gesellschaft: Wie Schlafmangel uns alle krank macht*. Reinbek bei Hamburg: Rowohlt.

Förster, Jens. 2015. *Was das Haben mit dem Sein macht: Die neue Psychologie von Konsum und Verzicht*. München: Pattloch.

GBE Gesundheitsberichterstattung des Bundes. o. J. *Die zehn häufigsten Diagnosen für Krankenhausbehandlungen. 2015.* Abgerufen 8. August 2019 (http://www.gbe-bund.de).

GBE Gesundheitsberichterstattung des Bundes. o. J. *Verteilung der Bevölkerung nach ihrem Gesundheitszustand.* Abgerufen 8. August. Mai 2019 (http://www.gbe-bund.de).

Grant, Adam. 2016. *Geben und Nehmen: Warum Egoisten nicht immer gewinnen und hilfsbereite Menschen weiterkommen.* München: Droemer Taschenbuch.

Greenberg, Gary. 2018. «What if the Placebo Effect Isn't a Trick?» *The New York Times.* Abgerufen 7. November 2019 (www.nytimes.com/2018/11/07/magazine/placebo-effect-medicine.html).

Grossman, Paul, Ludger Niemann, Stefan Schmidt und Harald Walach. 2004. «Mindfulness-based stress reduction and health benefits. A meta-analysis». *Journal of Psychosomatic Research,* 57(1):35–43.

Guo, Janet, Vikas Bakshi und Ai-Ling Lin. 2015. «Early Shifts of Brain Metabolism by Caloric Restriction Preserve White Matter Integrity and Long-Term Memory in Aging Mice». *Frontiers in Aging Neuroscience* 7: 213.

Hakulinen, Christian, Laura Pulkki-Råback, Marianna Virtanen, Markus Jokela, Mika Kivimäki und Marko Elovainio. 2018. «Social Isolation and Loneliness as Risk Factors for Myocardial Infarction, Stroke and Mortality: UK Biobank Cohort Study of 479 054 Men and Women». *Heart* 104(18):1536–42.

Hammond, C. und G. Lewis. 2016. «The Rest Test: Preliminary Findings from a Large-Scale International Survey on Rest». S. 59–67, in: *The Restless Compendium,* herausgegeben von F. Callard, K. Staines und J. Wilkes. Cham: Springer International Publishing.

Hao, Panpan, Fan Jiang, Jing Cheng, Lianyue Ma, Yun Zhang, und Yuxia Zhao. 2017. «Traditional Chinese Medicine for Cardiovascular Disease». *Journal of the American College of Cardiology* 69(24):2952–66.

Haslam S. A., McMahon C., Cruwys T., Haslam C., Jetten J., Steffens NK. 2018. «Social cure, what social cure? The propensity to underestimate the importance of social factors for health.» *Social Science & Medicine 12018;198:14–21.*

Hausen, Harald zur, und Ethel-Michele de Villiers. 2015. «Dairy Cattle Serum and Milk Factors Contributing to the Risk of Colon and Breast Cancers». *International Journal of Cancer* 137(4):959–67.

Heinrich, Liesl M. und Eleonora Gullone. 2006. «The Clinical Significance of Loneliness: A Literature Review». *Clinical Psychology Review* 26(6):695–718.

Hick, Christian und Astrid Hick. 2002. *Kurzlehrbuch Physiologie.* München: Urban & Fischer.

Hildebrandt, Jan und Michael Pfingsten (Hrsg.). 2012. *Rückenschmerz und Lendenwirbelsäule: Interdisziplinäres Praxisbuch entsprechend der Nationalen VersorgungsLeitlinie Kreuzschmerz.* München: Elsevier, Urban & Fischer.

Hirschhausen, Eckart von und Tobias Esch. 2018. *Die bessere Hälfte: Worauf wir uns mitten im Leben freuen können.* Reinbek bei Hamburg: Rowohlt.

Hof, Wim und Koen de Jong. 2018. *Nie wieder krank: Gesund, stark und leistungsfähig durch die Kraft der Kälte.* München: riva.

Holt-Lunstad, Julianne, Timothy B. Smith, Mark Baker, Tyler Harris und David Stephenson. 2015. «Loneliness and Social Isolation as Risk Factors for Mortality: A Meta-Analytic Review». *Perspectives on Psychological Science* 10(2):227–37.

Izzo, John. 2010. *Die fünf Geheimnisse, die Sie entdecken sollten, bevor Sie sterben.* München: Goldmann.

Jacobi, F., M. Höfler, J. Strehle, S. Mack, A. Gerschler, L. Scholl, M. A. Busch, U. Maske, U. Hapke, W. Gaebel, W. Maier, M. Wagner, J. Zielasek und H. U. Wittchen. 2016. «Psychische Störungen in der Allgemeinbevölkerung. Studie zur Gesundheit Erwachsener in Deutschland und ihr Zusatzmodul ‹Psychische Gesundheit› (DEGS1-MH)». *Der Nervenarzt* 87(1):88–90.

Khalsa, Sat Bir S. 2004. «Treatment of Chronic Insomnia with Yoga: A Preliminary Study with Sleep?Wake Diaries». *Applied Psychophysiology and Biofeedback* 29(4):269–78.

Kim, Claire E., Sangah Shin, Hwi-Won Lee, Jiyeon Lim, Jongkoo Lee, Aesun Shin und Daehee Kang. 2018. «Association between Sleep Duration and Metabolic Syndrome: A Cross-Sectional Study». *BMC Public Health* 18(1):720.

Kirchner, Christine, Ina Völker und Otmar Leo Bock. 2015. «Priming with Age Stereotypes Influences the Performance of Elderly Workers». *Psychology* 06(02):133–37.

Knoth, Rolf, Ilyas Singec, Margarethe Ditter, Georgios Pantazis, Philipp Capetian, Ralf P. Meyer, Volker Horvat, Benedikt Volk und Gerd Kempermann. 2010. «Murine Features of Neurogenesis in the Human Hippocampus across the Lifespan from 0 to 100 Years», herausgegeben von P. Callaerts. *PLoS ONE* 5(1):e8809.

Kohnen, Norbert. 2003. *Von der Schmerzlichkeit des Schmerzerlebens: wie fremde Kulturen Schmerzen wahrnehmen, erleben und bewältigen.* Ratingen: pvv.

Kohnen, Norbert. 2007. «Schmerzliche und nichtschmerzliche Patienten: Transkulturelle Aspekte des Schmerzerlebens». *Trauma und Berufskrankheit* 9(S3):S323–28.

Köppe, Julia. 2019. «Fitness: Die wahre Geschichte der 10 000-Schritte-Regel». *Spiegel Online*, Juli 29. Abgerufen am 29. April 2020 (https://www.spiegel.de/gesundheit/ernaeh rung/fitness-die-10-000-schritte-regel-pro-tag-basiert-auf-einer-werbung-a-1279520.html).

Koppetsch, Cornelia, und Sarah Speck. 2015. *Wenn der Mann kein Ernährer mehr ist: Geschlechterkonflikte in Krisenzeiten.* Berlin: Suhrkamp.

Kox, M., L. T. van Eijk, J. Zwaag, J. van den Wildenberg, F. C. G. J. Sweep, J. G. van der Hoeven und P. Pickkers. 2014. «Voluntary

Activation of the Sympathetic Nervous System and Attenuation of the Innate Immune Response in Humans». *Proceedings of the National Academy of Sciences* 111(20):7379–84.

Kraft, Tara L. und Sarah D. Pressman. 2012. «Grin and Bear It: The Influence of Manipulated Facial Expression on the Stress Response». *Psychological Science* 23(11):1372–78.

Kreutzer, Martin und Anne Larsen. 2017. *Die Anti-Entzündungs-Diät*. München: riva.

Kross, Ethan, Marc G. Berman, Walter Mischel, Edward E. Smith und Tor D. Wager. 2011. Social rejection shares somatosensory representations with physical pain. *Proceedings of the National Academy of Sciences,* 108(15):6270–6275.

Kurina, Lianne M., Kristen L. Knutson, Louise C. Hawkley, John T. Cacioppo, Diane S. Lauderdale und Carole Ober. 2011. «Loneliness Is Associated with Sleep Fragmentation in a Communal Society». *Sleep* 34(11):1519–26.

Langer, Ellen J. 2011. *Die Uhr zurückdrehen? Gesund alt werden durch die heilsame Wirkung der Aufmerksamkeit*. Paderborn: Junfermann.

Lanzke, Alice. 2019. «Senioren sollten Schnellkraft trainieren». *AZ-Online*. Abgerufen am 20. November 2019 (www.aerzte zeitung.de/Panorama/Senioren-sollten-Schnellkraft-trainieren-255935.html).

Lau, H., M. A. Tucker und W. Fishbein. 2010. «Daytime Napping: Effects on Human Direct Associative and Relational Memory». *Neurobiology of Learning and Memory* 93(4):554–60.

Lee, I. Min, Eric J. Shiroma, Masamitsu Kamada, David R. Bassett, Charles E. Matthews und Julie E. Buring. 2019. «Association of Step Volume and Intensity With All-Cause Mortality in Older Women». *JAMA Internal Medicine* 179(8):1105–12.

LeRoy, Angie S., Kyle W. Murdock, Lisa M. Jaremka, Asad Loya und Christopher P. Fagundes. 2017. «Loneliness Predicts Self-Reported Cold Symptoms after a Viral Challenge.» *Health Psychology* 36(5):512–20.

Lienhard, Lars. 2019. *Training beginnt im Gehirn. Mit Neuroathletik die sportliche Leistung verbessern.* München: riva.

Lienhard, Lars. 2020. *Kraft beginnt im Gehirn. Mit Neuroathletik die Kraftentfaltung maximieren.* München: riva.

Lienhard, Lars, Ulla Schmid-Fetzer und Eric Cobb. 2019. *Neuronale Heilung: Mit einfachen Übungen den Vagusnerv aktivieren – gegen Stress, Depressionen, Ängste, Schmerzen und Verdauungsprobleme.* München: riva.

Lipton, Bruce H. 2015. *The biology of belief: Unleashing the power of consciousness, matter & miracles.* Carlsbad, CA: Hay House.

Loss, Georg, Martin Depner, Laurien H. Ulfman, R. J. Joost van Neerven, Alexander J. Hose, Jon Genuneit, Anne M. Karvonen, Anne Hyvärinen, Vincent Kaulek, Caroline Roduit, Juliane Weber, Roger Lauener, Petra Ina Pfefferle, Juha Pekkanen, Outi Vaarala, Jean-Charles Dalphin, Josef Riedler, Charlotte Braun-Fahrländer, Erika von Mutius, Markus J. Ege, and thePASTURE study group. «Consumption of unprocessed cow's milk protects infants from common respiratory infections». *Journal of Allergy and Clinical Immunology,* 135(1):56–62.e2.

Lotzová, Eva. 2018. *Interleukin-2 and Killer Cells in Cancer.* Boca Raton, CA: CRC Press.

Luévano-Contreras, Claudia, Armando Gómez-Ojeda, Maciste Habacuc Macías-Cervantes und Ma. Eugenia Garay-Sevilla. 2017. «Dietary Advanced Glycation End Products and Cardiometabolic Risk». *Current Diabetes Reports* 17(8):63.

Maniscalco, J. W. und L. Rinaman. 2018. «Vagal Interoceptive Modulation of Motivated Behavior». *Physiology* 33(2):151–67.

Marmot, Michael und Richard Wilkinson. 2003. *The Solid Facts: Social Determinants of Health.* 2nd ed. herausgegeben von Weltgesundheitsorganisation. Copenhagen: WHO Regional Office for Europe.

Mattison, Julie A., Ricki J. Colman, T. Mark Beasley, David B. Allison, Joseph W. Kemnitz, George S. Roth, Donald K. Ingram, Richard Weindruch, Rafael de Cabo und Rozalyn M. Anderson.

2017. «Caloric Restriction Improves Health and Survival of Rhesus Monkeys». *Nature Communications* 8(1):14063.

Mitchell, Sarah J., Michel Bernier, Julie A. Mattison, Miguel A. Aon, Tamzin A. Kaiser, R. Michael Anson, Yuji Ikeno, Rozalyn M. Anderson, Donald K. Ingram und Rafael de Cabo. 2019. «Daily Fasting Improves Health and Survival in Male Mice Independent of Diet Composition and Calories». *Cell Metabolism* 29(1):221–228.e3.

Mons, Ute, Harry Hahmann, und Hermann Brenner. 2014. «A Reverse J-Shaped Association of Leisure Time Physical Activity with Prognosis in Patients with Stable Coronary Heart Disease: Evidence from a Large Cohort with Repeated Measurements». *Heart* 100(13):1043–49.

Monteiro, Carlos Augusto, Geoffrey Cannon, Jean-Claude Moubarac, Renata Bertazzi Levy, Maria Laura C. Louzada und Patrícia Constante Jaime. 2018. «The UN Decade of Nutrition, the NOVA Food Classification and the Trouble with Ultra-Processing». *Public Health Nutrition* 21(1):5–17.

Monteiro, Carlos Augusto, Renata Bertazzi Levy, Rafael Moreira Claro, Inês Rugani Ribeiro de Castro und Geoffrey Cannon. 2010. «A new classification of foods based on the extent and purpose of their processing». *Cadernos de Saúde Pública* 26(11):2039–49.

Morres, Ioannis D., Antonis Hatzigeorgiadis, Afroditi Stathi, Nikos Comoutos, Chantal Arpin-Cribbie, Charalampos Krommidas und Yannis Theodorakis. 2019. «Aerobic Exercise for Adult Patients with Major Depressive Disorder in Mental Health Services: A Systematic Review and Meta-Analysis». *Depression and Anxiety* 36(1):39–53.

Müller, Stephan. 2016. *Richtig essen für die Faszien.* München: Südwest.

Mund, Marcus und Kristin Mitte. 2011. «The Costs of Repression: A Meta-Analysis on the Relation Between Repressive Coping and Somatic Diseases». *Health Psychology,* 31(5):640–649.

Muzik, Otto, Kaice T. Reilly und Vaibhav A. Diwadkar. 2018. «‹Brain over Body› – A Study on the Willful Regulation of Autonomic Function during Cold Exposure». *NeuroImage* 172:632–41.

Nehls, Michael. 2019. *Die Alzheimer-Lüge: die Wahrheit über eine vermeidbare Krankheit.* München: Heyne.

Nehls, Michael. 2018. *Algenöl: die Ernährungsrevolution aus dem Meer: lebenswichtiges Omega-3 in seiner wirksamsten Form.* München: Heyne.

Niggemeier, Claudia. 2017. «Untersuchungen zum Einfluss von Lebensmittelverarbeitung und -verarbeitungsgrad auf die Energie-, Nährstoff- und Zusatzstoffzufuhr von Kindern, Jugendlichen und Erwachsenen». Abgerufen am 11. Oktober 2019 (http://digital.ub.uni-paderborn.de/hs/doi/10.17619/UNIPB/1-136).

OECD. 2012. *Sick on the Job? Myths and Realities about Mental Health and Work.* Paris: OECD.

OECD und European Union. 2018. *Health at a Glance: Europe 2018: State of Health in the EU Cycle.* Paris: OECD.

Pedersen, Bente K. 2013. Muscle as a Secretory Organ. *Comprehensive Physiology* 3(3):1337–1362.

Peterson, Christopher und Martin E. P. Seligman. 2004. *Character strengths and virtues: A handbook and classification.* American Psychological Association; Oxford University Press.

Philippot, Pierre, Gaëtane Chapelle und Sylvie Blairy. 2002. «Respiratory Feedback in the Generation of Emotion». *Cognition & Emotion* 16(5):605–27.

Portius, Jörg. 2016. «Die ‹Röhre› war immer dabei». Abgerufen 21. November 2019 (www.uniklinik-ulm.de/pharmakologie-toxikologie/aktuelles-veranstaltungen/aktuelles/detail ansicht/news/die-roehre-war-immer-dabei.html).

Probst, Karl J. 2016. *Warum nur die Natur uns heilen kann: Wissenschaftliche Fakten zur Entstehung von Krankheit und Gesundheit.* Trier: Telomit.

Rennard, Barbara O., Ronald F. Ertl, Gail L. Gossman, Richard A. Robbins und Stephen I. Rennard. 2000. «Chicken Soup Inhibits Neutrophil Chemotaxis In Vitro». *Chest* 118(4):1150–57.

Roenneberg, Till. 2019. *Das Recht auf Schlaf: eine Kampfschrift für den Schlaf und ein Nachruf auf den Wecker*. München: Deutscher Taschenbuch-Verlag.

Rogers, Robert L., John S. Meyer und Karl F. Mortel. 1990. «After Reaching Retirement Age Physical Activity Sustains Cerebral Perfusion and Cognition». *Journal of the American Geriatrics Society* 38(2):123–28.

Rotter, J. B. 1966. *Generalized expectancies for internal versus external control of reinforcement. Psychological Monographs.* 33(1):300–303.

Sadhguru. 2016. «10 Healthy Tips – How to Reduce Your Sleep». *Isha Sadhguru*. Abgerufen 4. Dezember 2019 (https://isha.sadhguru.org/us/en/wisdom/article/10-healthy-tips-to-reduce-your-sleep-quota).

Sanguineti, Roberta, Alessandra Puddu, François Mach, Fabrizio Montecucco und Giorgio Luciano Viviani. 2014. «Advanced Glycation End Products Play Adverse Proinflammatory Activities in Osteoporosis». *Mediators of Inflammation* 2014:1–9.

Šatalova, Galina S. 2002. *Wir fressen uns zu Tode: das revolutionäre Konzept einer russischen Ärztin für ein langes Leben bei optimaler Gesundheit*. München: Goldmann.

Schleip, Robert und Johanna Bayer. 2019. *Faszien-Fitness: vital, elastisch, dynamisch in Alltag und Sport: der Bestseller erweitert und überarbeitet*. München: riva Verlag.

Schleip, Robert (Herausgeber) und Amanda Baker (Mitherausgeberin). 2015. *Fascia in Sport and Movement*. Edinburgh: Handspring Publishing.

Schütz, Uwe, und Christian Billich. 2010. «Bis an die Grenzen». *Forschung* 35(2):4–9.

Schütz, Uwe HW, Arno Schmidt-Trucksäss, Beat Knechtle, Jürgen Machann, Heike Wiedelbach, Martin Ehrhardt, Wolfgang

Freund, Stefan Gröninger, Horst Brunner, Ingo Schulze, Hans-Jürgen Brambs und Christian Billich. 2012. «The Transeurope Footrace Project: Longitudinal Data Acquisition in a Cluster Randomized Mobile MRI Observational Cohort Study on 44 Endurance Runners at a 64-Stage 4,486 km Transcontinental Ultramarathon». *BMC Medicine* 10(1):78.

Segatz, Helga. 2018. *Einfach atmen: der leichte Weg zur inneren Ruhe.* Reinbek bei Hamburg: Rowohlt Taschenbuch Verlag.

Seligman, Martin E. P.: *Authentic happiness: Using the new positive psychology to realize your potential for lasting fulfillment.* London: Nicholas Brealey Publishing.

Simon, E. B., N. Oren, H. Sharon, A. Kirschner, N. Goldway, H. Okon-Singer, R. Tauman, M. M. Deweese, A. Keil und T. Hendler. 2015. «Losing Neutrality: The Neural Basis of Impaired Emotional Control without Sleep». *Journal of Neuroscience* 35(38):13194–205.

Spalding, Kirsty L., Olaf Bergmann, Kanar Alkass, Samuel Bernard, Mehran Salehpour, Hagen B. Huttner, Emil Boström, Isabelle Westerlund, Céline Vial, Bruce A. Buchholz, Göran Possnert, Deborah C. Mash, Henrik Druid und Jonas Frisén. 2013. «Dynamics of Hippocampal Neurogenesis in Adult Humans». *Cell* 153(6):1219–27.

Stadler, Rainer. 2014. «Der Evolutionsbiologe Daniel Lieberman im Gespräch». *SZ Magazin.* Abgerufen 19. September 2019 (sz-magazin.sueddeutsche.de/gesundheit/nur-liegen-ist-schoener80315).

Steves, Claire J., Mitul M. Mehta, Stephen H. D. Jackson und Tim D. Spector. 2016. «Kicking Back Cognitive Ageing: Leg Power Predicts Cognitive Ageing after Ten Years in Older Female Twins». *Gerontology* 62(2):138–49.

Takeshige K., Baba M., Tsuboi S., Noda T. und Ohsumi Y. «Autophagy in yeast demonstrated with proteinase-deficient mutants and conditions for its induction». *Journal of Cell Biology.* 1992;119(2):301–311.

Tan, Shu Ling, Amanda Whittal und Sonia Lippke. 2018. «Associations among Sleep, Diet, Quality of Life, and Subjective Health». *Health Behavior and Policy Review* 5(2):46–58.

Tarr, Bronwyn, Jacques Launay und Robin I. M. Dunbar. 2014. «Music and Social Bonding: ‹Self-Other› Merging and Neurohormonal Mechanisms». *Frontiers in Psychology* 5:1096.

Tudor-Locke, Catrine, Cora L. Craig, Wendy J. Brown, Stacy A. Clemes, Katrien De Cocker, Billie Giles-Corti, Yoshiro Hatano, Shigeru Inoue, Sandra M. Matsudo, Nanette Mutrie, Jean-Michel Oppert, David A. Rowe, Michael D. Schmidt, Grant M. Schofield, John C. Spence, Pedro J. Teixeira, Mark A. Tully und Steven N. Blair. 2011. «How many steps/day are enough? for adults». *The International Journal of Behavioral Nutrition and Physical Activity* 8:79.

Villeda, Saul A., Kristopher E. Plambeck, Jinte Middeldorp, Joseph M. Castellano, Kira I. Mosher, Jian Luo, Lucas K. Smith, Gregor Bieri, Karin Lin, Daniela Berdnik, Rafael Wabl, Joe Udeochu, Elizabeth G. Wheatley, Bende Zou, Danielle A. Simmons, Xinmin S. Xie, Frank M. Longo und Tony Wyss-Coray. 2014. «Young Blood Reverses Age-Related Impairments in Cognitive Function and Synaptic Plasticity in Mice». *Nature Medicine* 20(6):659–663.

Voelcker-Rehage, Claudia, Ben Godde und Ursula M. Staudinger. 2010. «Physical and Motor Fitness Are Both Related to Cognition in Old Age». *European Journal of Neuroscience* 31(1):167–76.

Voelpel, Sven. 2016. *Entscheide selbst, wie alt du bist: Was die Forschung über das Jungbleiben weiß*. Reinbek bei Hamburg: Rowohlt Polaris.

Vogel, Claudia, Markus Wettstein und Clemens Tesch-Römer. 2019. *Frauen und Männer in der zweiten Lebenshälfte Älterwerden im sozialen Wandel*. Herausgegeben von BMFSFJ. Wiesbaden: Springer VS.

Werner, Christian M., Anne Hecksteden, Arne Morsch, Joachim Zundler, Melissa Wegmann, Jürgen Kratzsch, Joachim Thiery, Mathias Hohl, Jörg Thomas Bittenbring, Frank Neumann, Michael Böhm, Tim Meyer und Ulrich Laufs. 2019. «Differential Effects of Endurance, Interval, and Resistance Training on Telomerase Activity and Telomere Length in a Randomized, Controlled Study». *European Heart Journal* 40(1):34–46.

WHO. 2015. *Global Status Report on Noncommunicable Diseases: 2014*. Geneva: World Health Organization.

Wild, Conor J., Emily S. Nichols, Michael E. Battista, Bobby Stojanoski und Adrian M. Owen. 2018. «Dissociable Effects of Self-Reported Daily Sleep Duration on High-Level Cognitive Abilities». *Sleep* 41(12).

Willcox, Bradley J., D. Craig Willcox und Makoto Suzuki. 2002. *The Okinawa Program: How the World's Longest-Lived People Achieve Everlasting Health – And How You Can Too*. New York: Three Rivers Press.

Wilmot, E. G., C. L. Edwardson, F. A. Achana, M. J. Davies, T. Gorely, L. J. Gray, K. Khunti, T. Yates und S. J. H. Biddle. 2012. «Sedentary Time in Adults and the Association with Diabetes, Cardiovascular Disease and Death: Systematic Review and Meta-Analysis». *Diabetologia* 55(11):2895–2905.

Yoo, Seung-Schik, Ninad Gujar, Peter Hu, Ferenc A. Jolesz und Matthew P. Walker. 2007. «The Human Emotional Brain without Sleep – a Prefrontal Amygdala Disconnect». *Current Biology* 17(20):R877–78.

Yudkin, John und Robert H. Lustig. 2018. *Pur, weiß, tödlich: warum der Zucker uns umbringt – und wie wir das verhindern können*. Lünen: Systemed Verlag.

Zulley, Jürgen. o. J. «Powernapping oder die Kunst des Mittagsschlafs». *Mittagsschlaf*. Abgerufen 3. Dezember 2019 (www.zulley.de/dokumente/mittagsschlaf.html).